诊 余 心 鉴

——江淮名医方朝晖临证经验集

方朝晖　主编

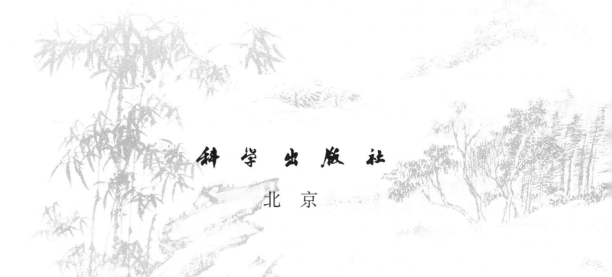

科学出版社

北 京

内 容 简 介

　　本书为方朝晖教授三十余年临床工作中各种疾病的治疗经验之总结。全书分为五章,即甲状腺疾病治验、糖尿病治验、妇科疾病治验、皮肤病治验和内科杂病治验。每章对每一种疾病进行了概述,加之方朝晖教授对于该种病证在临床治疗中的理解与认识,以及独特的心得体会,并附于病案,配以歌诀,汇成本书。

　　本书适用于从事中医及中西医结合临床方向学习、工作的医务人员,教学、科研工作者,相关疾病患者,以及对于养身、治未病有需求的人群与中医爱好者。

图书在版编目(CIP)数据

诊余心鉴:江淮名医方朝晖临证经验集/方朝晖主编. —北京:科学出版社,2022.4
ISBN 978-7-03-071751-1

Ⅰ. ①诊… Ⅱ. ①方… Ⅲ.①中医临床—经验—中国—现代 Ⅳ. ①R249.7

中国版本图书馆 CIP 数据核字(2022)第 037287 号

责任编辑:陆纯燕 / 责任校对:谭宏宇
责任印制:黄晓鸣 / 封面设计:殷 靓

科 学 出 版 社 出版
北京东黄城根北街 16 号
邮政编码:100717
http://www.sciencep.com
南京文脉图文设计制作有限公司排版
广东虎彩云印刷有限公司印刷
科学出版社发行　各地新华书店经销

*

2022 年 4 月第 一 版　开本:B5(720×1000)
2022 年 4 月第一次印刷　印张:9 1/2
字数:150 000

定价:80.00 元
(如有印装质量问题,我社负责调换)

《诊余心鉴——江淮名医方朝晖临证经验集》
编 辑 委 员 会

主 编 简 介

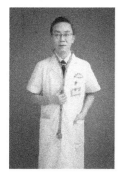

　　方朝晖，二级教授，一级主任医师，医学博士，博士研究生导师，博士后导师。中国科学技术大学博士研究生实践导师。

　　安徽中医药大学第一附属医院（安徽省中医院）代谢内分泌科主任。安徽省中医药科学院中医药糖尿病防治研究所所长，享受国务院及安徽省政府特殊津贴。安徽省学术与技术带头人，安徽省中医药领军人才，首届安徽省江淮名医，首届安徽省名中医，合肥市拔尖人才，第五批省特支计划创新领军人才，建立安徽省中医方朝晖名中医工作室。

　　国家中医临床研究基地重点研究病种糖尿病学术带头人，国家中医药管理局重点学科中医内科内分泌学科带头人，国家行业专项慢病——糖尿病首席专家，科技部重大新药创制项目——"糖尿病血管病变新药创制"课题负责人。

　　国家中医药防治糖尿病联盟副主任委员，中华中医药学会糖尿病分会副主任委员，安徽省全科医师协会理事长，安徽省中医药学会内分泌糖尿病分会主任委员，安徽省糖尿病中医药健康管理联盟委员会秘书长，中国中医药研究促进会糖尿病专业委员会副主任委员，安徽省医学会糖尿病专业委员会副主任委员，国家自然科学基金委员会、国家科学技术进步奖评审专家。

　　研制出"丹蛭降糖胶囊""黄地安消胶囊""芪贞降糖颗粒""芪归糖痛宁颗粒""苁归益肾胶囊"等院内制剂，并应用于临床。主持国家自然基金课题4项，其他国家级科研课题10项，省部级科研课题12项，发表专业学术论文316篇，SCI论文29篇，担任10家专业杂志编委，获得国家发明专利15项，获得首届安徽省中医药学会科学技术奖特等奖1项，安徽省科学技术奖5项，中华中医药学会科学技术奖6项。

前　　言

　　在 21 世纪，中医的发展创新是提高临床疗效的必由之路，而发展与创新离不开继承，提高中医临床疗效的捷径就是继承前人宝贵的诊疗理论和丰富的临床经验。

　　笔者涉猎《黄帝内经》《备急千金要方》《伤寒论》等中医名著及诸家经验，熟谙经典，勤于临证。方领张仲景《金匮要略》及《伤寒论》之真谛，案推叶天士《临证指南医案》之妙诀；立方遣药味少方精，配伍法度严谨，师古不泥。笔者运用《黄帝内经》的理论和辨证思维指导实践，思路明确，论理豁达，同时，力主中西汇通。中医药在防治内分泌代谢疾病方面有着全方位、多靶点、安全性高的独特优势，笔者应用中医辨证论治，效果显著。为了发展壮大内分泌事业，笔者从教学到临床，从理论到实践，刻苦钻研，自始至终贯穿整体观、系统观和辨证观的哲学思想。笔者认为历史悠久的中医药学的发展必须沿袭自身的理论特点和长处，同时也要与现代科学相结合，参考西医之所长，宏观辨证与微观检查相结合，形成了自己独到的临证思路与遣方用药特色，在学术思想、临床经验和医学成就等方面取得了卓越成就。

　　临床三十余载，笔者经过不断探索，博学之，审问之，慎思之，明辨之，笃行之，发现有些原来认为根本不可能治愈的疾病，仅仅经过简单的治疗即获得了痊愈，还发现了一些原来认为根本不可能办到的事情，经过努力也可以获得解决。笔者一直有一种强烈的愿望：为了中医事业的传承，为了造福于人类，为了启迪后辈学者，一定要将这些临证经验汇集成册，付梓于世，传授后人。书中的一些观点，由于验证的案例有限，不一定全面，但却是踏踏实实的真经验、真教训的总结，相信对读者有所裨益。

　　本书是一部主要介绍笔者在诊疗内分泌代谢相关疾病及中医内科杂病方面的专科书籍，内容丰富，继承了传统中医药的优秀成果，切合实用。全书分为 5 章,共 32 种疾病,每种疾病都进行了概述并列举验案,由一首歌诀作为开篇,画龙点睛,并解析了笔者对于这些病案的临证思维、用药经验,虽不能面面俱到,但是尽力从多角度总结临床经验,旨在启迪临床,拓宽科研思路,力求突出实用性、先进性、新颖性。

　　希望本书的读者能细心品读,以提高临床思辨能力,如有疏漏之处,敬请广大读者在研读之中及时提出;希望本书的出版有助于中医临床人才的培养和成长,以推动我国中医药事业的发展与创新。

方朝晖

2021 年 8 月

诊余心鉴——江淮名医方朝晖临证经验集

目　　录

诊余心鉴——江淮名医方朝晖临证经验集

第一章　甲状腺疾病治验

第一节　慢性淋巴细胞性甲状腺炎

一、概述

慢性淋巴细胞性甲状腺炎亦称桥本甲状腺炎、淋巴瘤样甲状腺肿，是以自身甲状腺组织为抗原的自身免疫性疾病，起病隐匿，常无特殊症状，80％～90％患者主要表现为甲状腺弥漫性、不对称性肿大，甲状腺质地坚韧如橡皮样，可伴有结节或腺瘤等疾病，少数为局限性，病程发展缓慢。现代医学认为慢性淋巴细胞性甲状腺炎主要的病理因素与慢性 T 淋巴细胞免疫反应有关，标志检验结果为高滴度的甲状腺球蛋白抗体（thyroglobulin antibody，TG-Ab）和甲状腺过氧化物酶抗体（thyroid peroxidase antibody，TPO-Ab），相应症状、体征有颈前阻塞感或疼痛，伴有吞咽不适及甲状腺结节[1]。

发病早期可见甲状腺功能亢进，但随着疾病的发展，大多演变为甲状腺功能减退症，甚者可转变为甲状腺癌。笔者认为，慢性淋巴细胞性甲状腺炎通常归为中医学"瘿病""虚劳"等范畴，病机总属本虚标实，虚实夹杂，本虚有心、肝、脾、肾之亏虚，标实有气滞、痰凝、血瘀、热毒等，其虚实之偏重与疾病的发展密切相关[2]。《素问·宣明五气》云："五气所病，心为噫，肺为咳，肝为语，脾为吞，肾为欠为嚏。"结合足太阴脾经"上膈，挟咽，连舌本散舌下"的特点，笔者总结咽部症状与"脾"关系密切，即"脾为吞"[3]，多见于痰气互结，咽中如有物阻，津液失于敷布，常伴口咽干涩，频频吞引可疏导气机，暂缓不适。因此，慢性淋巴细胞性甲状腺炎作为免疫反应性疾病，亦是慢性虚损性疾病，顾护脾胃以养后天应贯穿于病程治疗始终。

二、病案举例

案1.

> 瘿瘤瘀血与痰结,从脾调吞方细研。
>
> 健脾理气化湿源,四君可携利痰咽。

孙某,女,47岁,2019年10月30日初诊。

【主诉】 乏力1年,伴颈部不适1周。

【病史】 患者2018年无明显诱因出现乏力,于当地社区医院诊断为慢性淋巴细胞性甲状腺炎,予左甲状腺素钠片每次50 μg,每日1次口服治疗,服用1周后症状好转,遂自行停药;后自觉乏力症状反复,颈部有肿胀不适感。甲状腺功能及抗体检查提示游离三碘甲腺原氨酸(free triiodothyronine, FT3)1.73 pmol/L,游离甲状腺素(free thyroxine, FT4)8.59 pmol/L,促甲状腺激素(thyroid-stimulating hormone, TSH)5.49 mIU/L,甲状腺球蛋白(thyroglobulin, TG)>1 000 IU/mL,甲状腺过氧化物酶(thyroid peroxidase, TPO)>1 000 IU/mL。甲状腺彩超示甲状腺弥漫性病变。触诊:双侧甲状腺Ⅰ度肿大,质韧,压痛(±),皮色正常。

刻下:神疲乏力,晨起眼睑浮肿,四肢沉重如铅锤,口干稍苦,自觉有痰,咳之不出,偶有颈前部肿胀感,甚时有触衣麻木感,纳食一般,睡眠一般,醒后乏力感无法减轻,小便可,大便不成形,舌淡红,有齿痕,苔薄白微腻,脉濡滑。

【诊断】 西医诊断:甲状腺功能减退症合并慢性淋巴细胞性甲状腺炎;中医诊断:瘿瘤(脾虚痰结证)。

【治法】 健脾理气,化痰散结。

【处方】 茯苓15 g,茯神15 g,炒山药20 g,太子参10 g,炙黄芪30 g,陈皮12 g,法半夏12 g,浙贝母10 g,葛根12 g,山豆根6 g,神曲10 g,炙甘草8 g。颗粒剂,早晚各1次,连服14剂。患者自诉对西药有抵触感,建议其将西药左甲状腺素钠片减至每次25 μg,每日1次。

【复诊】 2019年11月13日二诊。患者诉乏力感明显减轻,食欲改善,睡眠质量好转,自觉颈部较前舒缓,未见肩颈局部麻木症状反复,舌淡胖苔白,脉滑。拟上方去茯神、陈皮,加首乌藤12 g,炒白术10 g,续进14剂;左甲状腺素钠片续服,每次 25 μg,每日 1 次。

2019 年 11 月 27 日三诊。诉诸症明显改善,患者无特殊不适主诉,触诊:双侧甲状腺稍有肿大,质软,压痛(-),皮色正常。宗初诊方加减用药 2 月余,左甲状腺素钠维持在每次 12.5 μg,每日 1 次;后复查甲状腺彩超,双侧甲状腺未见明显肿大。甲状腺功能及抗体检查:FT3 3.39 pmol/L,FT4 9.53 pmol/L,TSH 2.21 mIU/L,TG-Ab 992.8 IU/mL,TPO-Ab 940.4 IU/mL。继服上方加减 30 剂,嘱其定期复查甲状腺功能及 TG-Ab、TPO-Ab。

【按语】 此患者脾虚症状明显,倦怠乏力,肢体沉重,口干口苦皆是水湿聚集,津液及精微不及时运化所致,日久津炼成痰,聚于皮下,乃成肿大、结节,与现代病理学所认为的甲状腺功能减退症病理特征乃是黏多糖在组织和皮肤堆积有同理之言。笔者基于"脾为吞"理论,从"吞引"层次加以考虑,运用茯苓、炒山药、太子参、炒白术健脾,炙黄芪、陈皮、法半夏、神曲补气理气,以复脾之运化;加以养胃生津又可通络之葛根,养心安神又可通络的首乌藤,配以祛痰利咽之品,共奏健脾理气、化痰散结之效。

案 2.

> 颈部肿胀伴多囊,健脾益肾组成方。
> 化痰消瘀散结去,治法宗脾效力彰。

患者,女,32 岁,2018 年 4 月 17 日初诊。

【主诉】 月经紊乱、脱发明显 3 年余,自觉颈部肿胀 2 周余。

【病史】 患者 3 年前因月经紊乱和脱发明显,曾于安徽省中医院就诊,结合超声及检验结果(具体不详)诊断为多囊卵巢综合征,予以炔雌醇环丙孕酮片及中药口服,症状可缓解,自行停药后症状反复,遂用药至今。2 周前无明显诱因出现颈部肿胀不适,诊断为慢性淋巴细胞性甲状腺炎,未予药物治疗。辅助检查:2018 年 4 月 13 日甲状腺功能未见明显异常;TG-Ab 413.40 IU/mL,TPO-Ab>1 300 IU/mL。性激素六项:睾酮(testosterone,T)39.95 ng/dL,雌二醇(estradiol,E_2)127 ng/L,黄体生成素(luteinizing hormone,LH)14.42 mIU/mL,卵泡刺激素(follicle-stimulating hormone,FSH)5.31 mIU/mL,孕酮、催乳素正常。甲状腺彩超示甲状腺双侧弥漫性病变。妇产科彩超示双侧卵巢多囊样改变。

刻下:患者颈部肿胀不适,左侧为甚,神疲畏寒,腰酸膝软,头晕耳鸣,脱发,性情烦躁;月经量少,末次月经为 2018 年 3 月 26 日,经期 5~6 日,量少色淡,偶有经行腹痛;毛孔粗大暗淡,自诉体重难减,纳尚可,寐一般,小便调,大便溏,舌淡边红有齿痕,苔薄白微腻,脉沉细。

【诊断】 西医诊断:慢性淋巴细胞性甲状腺炎合并多囊卵巢综合征;中医诊断:瘿病、月经后期(脾肾阳虚、痰凝血瘀证)。

【治法】 补脾益肾,祛瘀化痰。

【处方】 当归 15 g,桂枝 10 g,百合 15 g,茯苓 12 g,怀山药 10 g,炒白术 10 g,合欢皮 12 g,女贞子 12 g,金樱子 12 g,浮小麦 20 g,墨旱莲 12 g,桃仁 10 g,红花 10 g,赤芍 15 g,白芍 15 g,姜黄 12 g,制远志 12 g,化橘红 12 g,山豆根 6 g,炙甘草 8 g。14 剂,每日 1 剂,早晚分服。

【复诊】 2018 年 5 月 2 日二诊。药进 12 日,月经来潮,正值经期,量少色红,夹有血块,痛经。患者颈前肿胀较前改善,偶有不适,神疲畏寒、头晕、性情烦躁已见缓解,余症仍存,纳寐皆安,二便自调,舌淡边红有齿痕,苔白微腻,脉沉细。原方中去制远志、百合、桃仁、红花,加怀牛膝 10 g 增强补肾之效,加浙贝母 12 g 化痰散结,14 剂,每日 1 剂,早晚分服。

2018 年 5 月 17 日三诊。诸症缓解,纳寐均可,二便自调,舌淡红苔白,脉细。患者病情较前好转,前方去山豆根,28 剂,每日 1 剂,早晚分服。患者服药调理后,复查甲状腺功能、性激素系列,均正常,TG-Ab 113.10 IU/mL,TPO-Ab 312.15 IU/mL。后继服中药,巩固疗效。嘱其定期复查甲状腺功能及 TG-Ab、TPO-Ab、性激素系列、甲状腺彩超、妇产科彩超。

【按语】 慢性淋巴细胞性甲状腺炎与多囊卵巢综合征,都属于内分泌科常见疾病,笔者审证求因,认为其均归属于在情志失调、后天失养的病因基础上,脾失健运,土壅木郁,血脉不利,而后气滞、痰凝、血瘀互相搏结,即本病的主要病机[4]。其中脾失运化、阴阳失衡、生化乏源、无力输布精微是加重邪实与正虚的主要原因。脾乃后天之本,气血生化之源,饮食不节,调护失宜导致脾胃运化功能失调,水谷精微不化,湿聚痰凝发为瘿病。一方面,健运失职可造成水液输布不利,痰湿胶着于颈前而化为结节,于卵巢则化为多囊;另一方面,气血不荣,则枯以荣经,经脉失养而致颈前阻塞而拘急不舒、经血色淡。此外,脾胃虚弱,后天失养,劳损体虚,体质衰减也会导致慢性淋巴细胞性甲状腺与多囊卵巢综合征的发病，与现代医学发病相符。女子以肝为先天，以血为本，患者为青年女性，本为阴血易亏之体，先天脾肾不足或后天饮食劳倦损伤，则致脾肾阳虚，结合颈前肿胀不适、畏寒神疲、腰膝酸软、月经后期夹有血块、经行腹痛等症，四诊合参，辨证当属脾肾阳虚、痰凝血瘀证。组方以健脾益肾为主，兼顾疏肝理气通络、活血化瘀通经、化痰散结利咽之效。二诊时，患者病情有所好转，去制远志、百合，月经已至，减少活血化瘀队伍，去桃仁、红花，加怀牛膝 10 g 增强补肾之效，加浙贝母 12 g 化痰散结。三诊时，诸症皆缓，当以平调气血为要，山豆根不可久服，故遵原方之旨，去山豆根以减缓攻逐之力。

参考文献

[1] 张平,张大林,王志宏,等.桥本氏甲状腺炎的诊断和外科治疗[J].中国医科大学学报,
  2013,42(12):1102-1104.
[2] 薛玲,石岩.中医瘿病病因病机理论框架结构研究[J].辽宁中医杂志,2018,45(10):
  2088-2089.
[3] 朱立伟.论《素问》"五气为病"的临床指导意义[J].中医药通报,2016,15(3):19-21.
[4] 潘紫萌,侯丽辉,李妍,等.合并桥本氏甲状腺炎的多囊卵巢综合征患者临床特征分析
  [J].辽宁中医杂志,2020,47(1):25-28.

第二节　甲状腺结节

一、概述

甲状腺结节是指由于多种病因引起的甲状腺内组织结构异常聚集而形成的团块。本病在临床非常多见，而且随着近年来彩超、CT 和 MRI 等影像学检查的广泛应用及将甲状腺彩超作为常规体检项目后，甲状腺结节的发病率和患病率逐年增高[1]。甲状腺结节属中医学"瘿病""瘿瘤"范畴，《重订严氏济生方·瘿瘤》谓："夫瘿瘤者，多由喜怒不节，忧思过度，而成斯疾焉。大抵人之气血，循环一身，常欲无滞留之患，调摄失宜，气凝血滞，为瘿为瘤。"中医对本病病因病机、辨证论治、遣方用药均有其独到之处，气郁痰凝血瘀壅结颈前是本病的基本病机[2]。临床治疗甲状腺结节多用软坚散结之法，"坚者，坚硬、坚固

之义。结者,结聚、结块之谓"[3]。笔者认为,甲状腺结节与肝密切相关,肝具有疏通、畅达全身气机,调畅情志等生理功能及肝气具有升发,主升主动的生理特性。《血证论·脏腑病机论》云"木之性主乎疏泄""肝属木,木气冲和条达,不致遏郁则血脉得畅"。此外,还与足厥阴肝经循喉咙之后,上入鼻咽部,连目系的经脉循行部位有关。肝经循行所到之处为颈前甲状腺部位,肝喜条达而恶抑郁,肝气郁滞则会出现情志不畅,胸胁、乳房或少腹部胀痛不舒等症状。

二、病案举例

案1.

瘿病首辨在气血,疏肝解郁理气先。

疏肝解郁用柴胡,理气舒郁清肝火。

邓某,女,47岁,2015年1月17日初诊。

【主诉】 发现甲状腺结节2月余伴乳腺增生10年余。

【病史】 触诊:可触及甲状腺部结节,表面光滑无粘连,质稍韧,轻微压痛。甲状腺超声示甲状腺结节,左、右侧甲状腺大小分别为26 mm×19 mm、20 mm×17 mm,峡部厚3.5 mm,双侧甲状腺回声稍增密,于左侧甲状腺下极探及10 mm×7 mm大小的低回声结节,内部回声不均匀,周边境界清晰。彩色多普勒血流成像(color Doppler flow imaging, CDFI):该团块内探及条索状血流信息。甲状腺功能与抗体检查:FT4 12. 27 pmol/L、总甲状腺素(tatal thyroxine,T4)69. 79 nmol/L、FT3 4. 56 pmol/L、总三碘甲腺原氨酸(tatal triiodothyronine,T3)1. 71 nmol/L、ANTI‐TG 371. 39 IU/mL、ANTI‐TPO>1 000 IU/mL。

刻下:甲状腺结节,乳房胀痛不舒,胸闷,烦热,易患口疮,便秘,小便色黄,平素性情急躁易怒,纳可,睡眠可。舌质红,苔薄黄,脉弦数。

【诊断】 西医诊断:甲状腺结节;中医诊断:瘿瘤(肝气郁滞、肝郁化火证)。

【治法】 理气舒郁,清肝泻火。

【处方】 柴胡10 g,橘核10 g,制香附10 g,青木香10 g,炒枳壳10 g,炒栀子10 g,牡丹皮15 g,全当归10 g,白芍10 g。14剂,每日1剂,早晚分服,并嘱患者调畅情志。

【复诊】 2015年1月31日二诊。乳房胀痛不舒、烦热等症状较前缓解,仍有便秘,纳食可,舌淡红,苔薄黄,脉弦。拟上方加柏子仁10 g,14剂。

2015年2月14日三诊。药后便秘情况改善,情绪平和,胸闷、烦热症状基本消失。宗初诊方加减用药6月余,后复查甲状腺彩超,结节基本消失。

【按语】 甲状腺结节是与情志因素息息相关的疾病,肝气郁结,情志不舒,极易罹患本病。笔者勤求古训,对于瘿瘤的治疗,古人有"顺气为先"之训。临床上治疗甲状腺结节伴有情绪低落、乳腺增生、乳房胀痛不适等症状,笔者着重于疏肝,条达木气以行气滞。笔者认为,此患者瘿瘤证机概要为肝气郁滞、肝郁化火。肝气郁滞可见胸闷、乳房胀痛不舒等症;烦热、便秘、小便黄、性情急躁易怒,舌质红,苔薄黄乃肝郁化火之象。柴胡疏肝解郁,橘核主归肝经,功能理气散结,止痛,对于治疗甲状腺结节特别是局部有疼痛症状者,有非常好的疗效。临床研究表明,柴胡、郁金、木香等疏肝理气类中药用于治疗甲状腺结节疗效明显,不仅可以减小结节的最大直径,缩小结节的体积,同时还能降低结节发生恶变的高危因素评分[4]。炒枳壳、制香附、青木香行气止痛;肝郁日久化火,故选用炒栀子、牡丹皮清肝泻火;火盛易伤阴血,故选用全当归、白芍养血柔肝;此患者之便秘乃气机郁滞所致,气行则便秘之苦可解。全方共奏理气舒郁、清肝泻火之功。二诊时患者仍有便秘,加柏子仁,助患者润肠通便。

案2.

> 瘿病治疗重顺气,气顺痰瘀自可消。
> 疏肝解郁佐活血,逍遥六君功效高。

陆某,女,45岁,2017年6月6日初诊。

【主诉】 颈前不适2月余。

【病史】 平素情绪波动较大,偶有心烦失眠,紧张焦虑时伴有颈部肿胀不适感,咽部时感有痰,难以咳出。查体:患者右侧甲状腺内可触及肿块,皮色正常,触痛(-),质地光滑,边界清晰,可随吞咽上下移动,左侧未触及肿块,双手震颤试验(-),舌质暗红,苔薄黄,脉弦滑。甲状腺B超示右侧叶下探见数个中等回声伴低回声,最大为 15 mm×17 mm,边界尚清,形态规则,内部回声均匀,提示甲状腺右侧叶结节(RADS 3 级)。实验室检查均正常。患者曾就诊于外院,建议手术治疗,患者拒绝,遂求诊于笔者。

刻下:纳一般,寐欠安,舌质暗红,苔薄黄,脉弦滑。

【诊断】 西医诊断:甲状腺结节;中医诊断:瘿瘤(肝郁脾虚、痰瘀互结证)。

【治法】 疏肝解郁。

【处方】 柴胡 10 g,当归 15 g,白芍 15 g,党参 15 g,炒白术 15 g,茯苓 15 g,夏枯草 15 g,浙贝母 10 g,连翘 10 g,法半夏 10 g,陈皮 10 g,川芎 10 g,桔梗 5 g,炙甘草 6 g。14 剂,水煎,日 1 剂,早晚分服,并嘱患者调畅情志,注意饮食,加强锻炼。

【复诊】 2017 年 6 月 21 日二诊。颈部不适好转,咽喉中痰易咳出,未见明显心烦胸闷,纳尚可,寐欠安,多梦易醒,二便正常,舌质暗红,苔薄白微腻,脉弦滑。上方加酸枣仁 15 g,煅龙骨 30 g(先煎),共 14 剂。

2017 年 7 月 5 日三诊。自感颈部不适明显缓解,喉咙无痰,情绪平稳,纳寐可,二便调,舌质暗红,苔薄白,脉弦。仍守上方加减。患者舌质暗红,予上方去酸枣仁、煅龙骨,加入醋三棱 10 g,醋莪术 10 g,共 14 剂。患者宗此方加减服 3 个月后,颈部肿块缩小。复查:肝功能、肾功能、甲状腺功能均正常;甲状腺 B 超示右侧叶下探见数个中等回声伴低回声,最大为 13 mm×15 mm,边界清,形态规则,内部回声均匀。嘱门诊继续治疗及定期随访甲状腺 B 超。

【按语】 笔者认为消瘿重在调气,气调则气顺瘀化痰消。"善医者,必先医其心,而后医其身。"笔者临床治疗瘿瘤主要以疏肝理气为治法。方中柴胡、陈皮疏肝理气解郁;当归、白芍养血柔肝,与理气药合用,使气血调和,可促进瘿瘤消散;法半夏、浙贝母、连翘三者相须为用,可起软坚散结之效;"见肝之病,知肝传脾,当先实脾",故以采用党参、炒白术、茯苓等补益脾胃药物,帮助脾胃运化,补充气血;《景岳全书》谓夏枯草"善解肝气、养肝血,故能散结开郁,大治瘰疬鼠瘘,乳痈瘿气,并治头疮目疾",故加用夏枯草;川芎活血行气,为血中气药,用以通达全身气血;"瘿瘤"之病位在颈前,故于方中加少量桔梗,载药上行,直达病所;炙甘草补中益气、调和诸药。方中桔梗、炙甘草相伍,既可祛痰利咽,又载诸药上行,直达病所。全方肝脾并治,气血兼顾,共奏疏肝理气、健脾化痰、活血散结之效。患者二诊仍有多梦易醒、心烦等症状,故加用酸枣仁、煅龙骨滋阴清热,重镇安神。患者三诊睡眠好转,故去酸枣仁、煅龙骨;为增强消瘿散结之功,加用醋三棱、醋莪术。

案3.

> 瘿病常有肝郁结,疏肝解郁常为先。
>
> 疏肝解郁兼补脾,柴胡疏肝功效高。

周某,男,49岁,2017年10月22日初诊。

【**主诉**】 体检发现左侧颈前无痛性肿物3年余。

【**病史**】 曾在外院诊断为"甲状腺结节",建议行手术治疗。患者拒绝手术,亦未予相关药物治疗。近半年,患者自觉颈部肿物较前增大,并有失眠烦躁等症状,故求诊于笔者,请求中药调理。查体:颈前左侧可触及肿块,质软,表面光滑,边界尚清,无明显压痛,肿物可随吞咽动作上下移动。辅助检查:甲状腺功能三项未见明显异常。甲状腺彩超检查:甲状腺左侧叶体积稍大,左侧叶下探见数个中等回声伴低回声结节,最大为 29 mm×19 mm,边界清,CDFI示双侧甲状腺动脉血流未见明显异常,提示甲状腺左侧叶结节(RADS 3级)。

刻下:颈部无痛性肿物,烦躁,难以入睡,纳差,二便尚可,舌质暗红,苔薄黄,脉弦。

【**诊断**】 西医诊断:甲状腺结节;中医诊断:瘿瘤(肝郁脾虚、痰瘀壅结证)。

【**治法**】 疏肝解郁,化痰逐瘀散结,佐以健脾。

【**处方**】 柴胡10 g,黄芩10 g,法半夏15 g,醋莪术15 g,夏枯草15 g,猫爪草15 g,党参20 g,炙甘草8 g。14剂,每日1剂,水煎,早晚分服,并嘱其注意饮食,调畅情志。

【**复诊**】 2017年10月29日二诊。自诉心烦易怒,不易入眠,睡后易醒。上方加酸枣仁30 g,合欢皮15 g。继服14剂。

2017年11月15日三诊。自诉诸症较前好转。复查:甲状腺功能三项未见明显异常。甲状腺彩超:甲状腺左侧叶下探见数个中等回声伴低回声结节,最大为24 mm×17 mm,边界清,CDFI示双侧甲状腺动脉血流未见明显异常,提示甲状腺左侧叶结节(RADS 3级)。效不更方,继服1个月,病愈。

【按语】 笔者认为甲状腺结节发病关乎肝、脾、肾三脏,既可一脏受损,也可多脏受累,但其根源在肝,肝郁脾虚、痰瘀壅结应为其病机的关键所在。因此,临证调治瘿病便推崇"以调理肝为先,斡旋气机为本"。柴胡疏肝解郁,黄芩配以夏枯草,既可清肝经之郁火,又散颈部之壅结。正如《医学衷中参西录》记载黄芩:"善入肝胆清热……兼能调气,无论何脏腑,其气郁而作热者,皆能宣通之。"《景岳全书》谓夏枯草:"善解肝气,养肝血,故能散结开郁,大治瘰疬鼠瘘,乳痈瘿气,并治头疮目疾。"而法半夏配猫爪草旨在倍增全方化痰软坚、消瘿散结之功。有研究证实:法半夏具有抗溃疡、抗肿瘤、降血脂、解毒抗炎及糖皮质激素样作用;猫爪草可抑制结核杆菌生长,提高机体免疫力,对肿瘤坏死因子有诱生作用。加醋莪术以助肝理气,活血化瘀。施今墨于《施今墨对药临床经验集》中云:"莪术入肝脾气分,为气中血药,善破气中之血,以破气消积。二药配伍,气血双施,活血化瘀,行气止痛,化积消块力彰。"活血化瘀中药可改善组织缺血状况,增加毛细血管的开放数目,降低毛细血管通透性,改善微循环,促进组织对因缺血缺氧造成损害的修复。党参、炙甘草配伍以益气健脾化痰,实"后天之本"并祛痰湿之患。诸药搭配有度,切中病机,共奏疏肝解郁、化痰逐瘀散结之功。二诊时患者诉仍有心烦失眠,故加用酸枣仁、合欢皮滋阴清热,养心安神。

参考文献

[1] 李军,朱燕,蔡新伦,等.瘿结作为甲状腺结节中医病名的理论探讨[J].中医药导报,2015,21(24):9-11.

[2] 周仲瑛.中医内科学[M].北京:中国中医药出版社,2007:316.

[3] 尹建男.浅谈《诸病源候论》之瘿病[J].现代中医,2015,35(1):41.

[4] 刘芳,余江毅.抗甲状腺结节中药的研究概况[J].江苏中医药,2014,46(3):80-81.

第三节　甲状腺功能亢进症

一、概述

甲状腺功能亢进症(简称甲亢),是指由于甲状腺腺体本身产生的甲状腺激素增多,进入血中,作用于全身组织器官,导致机体的神经、循环、消化等系统兴奋性增高、代谢亢进为主要表现的甲状腺毒症，主要临床表现为纳亢消瘦、心悸心慌、怕热多汗、急躁易怒、甲状腺肿大、手抖等症状[1]。笔者认为甲状腺功能亢进症多因素体阴虚、情志失调、肝火亢盛引起，从其病因病机、临床表现来看，甲状腺功能亢进症当属中医学"心悸""瘿病"范畴，笔者运用中医的"整体观念""辨证论治"治疗甲状腺功能亢进症，可以更好地进行个性化治疗，减少了西药的副作用。

二、病案举例

案 1.

> 瘿病气虚并肝郁，更年情绪躁易急。
> 治重补气必黄芪，立法处方消瘿气。

许某,女,48 岁,2019 年 7 月 21 日初诊。

【主诉】 心慌乏力伴眼突 2 个月。

【病史】 患者于 2 个月前无明显诱因出现周身乏力、眼睛肿突,偶有心慌不适感,经期提前。2019 年于安徽省中医院查甲状腺功能:TSH<0.01 μIU/mL,FT3 41.55 pmol/L,FT4 70.08 pmol/L;甲状腺彩超示甲状腺Ⅱ度肿大。现为求进一步治疗,遂就诊于内分泌科门诊。

刻下:情绪急躁易激动,无畏寒发热,无头昏及头痛,无胸痛咯血,无呼吸困难,纳食正常,夜寐一般,二便正常,月经连续 2 个周期提前 7 日。近 2 个月体重下降约 5 kg。四诊合参,舌红,苔薄白,脉弦细数无力。

【诊断】 西医诊断:甲状腺功能亢进症;中医诊断:瘿病(气虚肝郁证)。

【治法】 补气宁心,疏肝解郁。

【处方】 炙黄芪 50 g,墨旱莲 12 g,五味子 10 g,茯苓 30 g,茯神 30 g,柴胡 12 g,茵陈蒿 12 g,合欢皮 12 g,炒栀子 12 g,牡丹皮 10 g,地肤子 10 g,炙甘草 8 g。21 剂,每日 1 剂,水煎分 2 次,早晚温服。并予口服甲巯咪唑 50 mg,每日 3 次,另嘱患者调节饮食起居,避免过度劳累。

【复诊】 2019 年 8 月 18 日二诊。患者诉乏力症状较前好转,偶有心悸、眼睛干涩,月经基本正常。纳寐可,二便调,舌淡,苔白,脉弦细数。中药续守前方,去牡丹皮,加密蒙花 15 g,枸杞子 12 g,养肝明目;加全瓜蒌 12 g,消肿散结。30 剂，煎服法同前。西药继服。

2019 年 9 月 23 日三诊。患者心悸症状明显好转，眼干缓解，仍有情绪急躁易激动，余无不适主诉，纳寐可，二便正常，月经正常。舌淡，苔白，脉细。复查甲状腺功能三项：TSH 0.02 μIU/mL，FT3 18.60 pmol/L，FT4 25.17 pmol/L。血常规未见异常。中药加郁金 15 g，行气通络，消瘿散结。30 剂，煎服法同前。甲巯咪唑续用。另嘱患者加强运动，保持情绪稳定，下个月复诊时复查肝功能。

2019 年 10 月 25 日四诊。复查肝功能未见明显异常。患者无不适主诉，情志尚可，纳寐可，二便调，舌淡苔白，脉细。近 3 个月患者体重已恢复至正常水平。效不更方，处方 7 剂，煎服法同前。西药继用。

2019 年 11 月 4 日五诊。复查甲状腺功能：TSH 0.21 μIU/mL，FT3、FT4 均在正常范围。血常规未见明显异常。心率 89 次/分。甲状腺彩超：甲状腺轻度肿大。笔者嘱患者停用中药，予"甲巯咪唑 15 mg，每日 2 次"控制病情，每个月复查甲状腺功能，监测甲状腺激素水平以调整西药用量，注意休息，调整情绪。2 个月后随访，患者无不适，自诉复查甲状腺功能正常，予口服"甲巯咪唑 5 mg，每日 1 次"控制病情以防复发。

【按语】 笔者认为甲状腺功能亢进症为本虚标实之证，故在疏肝解郁、理气化痰的同时勿忘"邪之所凑，其气必虚"。该患者为更年期女性，素体阴虚，阴虚燥热耗气，气虚故乏力倦怠；雌激素水平的下降加之生活压力较大，长期处于情绪不稳定的状态，肝气疏泄失常，日久化火进而更伤阴液，导致心阴耗损，出现心悸心慌；肝郁气滞，津液不运，凝结成痰，故有甲状腺肿大和眼睛肿突的表现。黄芪为"补气之长"，重用炙黄芪补气益气，患者气短乏力症状得以缓解，现代药理研究证实，黄芪具有促进白细胞生成的作用[2]，墨旱莲、五味子益气养阴，茯苓、茯神健脾益气宁心，柴胡、合欢皮疏肝解郁，炒栀子、茵陈蒿、牡丹皮清热泻火以养阴，牡丹皮为阴中微阳，味苦而微辛，入血分清血热，消阴经伏火，炙甘草不仅调和诸药，还可养血柔肝以宁心，全方共奏补气宁心、疏肝解郁之效。二诊时患者诉眼睛干涩，故加密蒙花、枸杞子以养肝明目，并用全瓜蒌加强方中消肿散结之效。三诊时上述诸症明显好转，考虑病位在肝，肝郁难解，加用入心、肝经的郁金行气通络，消瘿散结，与柴胡配伍，解内阻之痰郁，调节情绪。患者服用中药 3 月余，诸症好转，颈部肿大较治疗前减小，甲状腺功能趋于正常,体重逐渐恢复正常,且未出现肝功能损伤及白细胞减少等副作用,笔者认为中病即止,此时可停用中药,西药用量递减,现患者甲状腺功能恢复正常,但亦需定期复查,以防复发。

案2.

> 瘿病合并经期长,益气养阴固肾强。
>
> 久病夹瘀活血良,诸症好转复正常。

张某,女,51岁,2018年5月30日初诊。

【主诉】 心悸气短伴乏力1个月。

【病史】 患者于1个月前起无明显诱因渐出现心悸气短,活动后明显,自觉周身乏力,双下肢明显,剧烈运动后加重,易疲劳,怕热多汗,情绪紧张,焦躁易怒。遂于当地医院就诊,查甲状腺功能全套(具体不详),诊断为甲状腺功能亢进症,予口服甲巯咪唑(15 mg,每日2次)、美托洛尔(12.5 mg,每日1次)、地榆升白片(4粒,每日3次)、杞菊地黄丸(8粒,每日3次)治疗至今,周身乏力未见明显好转。现患者自觉乏力,易疲劳,寐中惊醒时偶有心悸,无明显心慌胸闷,2018年5月29日查甲状腺功能:TSH 0.122 mIU/L,余无异常,现为求进一步诊治来安徽省中医院就诊。病程中患者经期延长,末次月经为2018年5月18日,经期10日,周期正常,量色正常。

刻下:无畏寒发热,无头晕头痛,无胸痛咯血,无呼吸困难,无腹泻,纳食可,睡眠一般,时有惊醒,二便调,头发油脂偏多,近1个月体重未见明显变化。四诊合参,舌淡红有齿印,苔薄白,脉细数。

【诊断】 西医诊断:甲状腺功能亢进症;中医诊断:瘿病(气阴两虚证)。

【治法】 益气养阴,安神固肾。

【处方】 黄芪30 g,生地黄30 g,麦冬15 g,五味子12 g,玉竹15 g,茯苓20 g,茯神20 g,酸枣仁30 g,柏子仁15 g,合欢花12 g,桂枝12 g,瓜蒌20 g,夏枯草10 g,熟女贞子12 g,金樱子10 g,覆盆子12 g。10剂,每日1剂,水煎分2次,早晚温服。西药继服,另嘱患者注意休息,避免过度劳累。

【复诊】 2018年6月12日二诊。患者诉神疲乏力好转,现偶有心悸、胸闷,夜寐不安。纳可,二便正常,舌淡边有齿痕,苔薄白,脉细数。中药原方去五味子、茯苓,加桃仁10 g,红花10 g。15剂,煎服法同前,嘱患者经期停药。

西药甲巯咪唑续用。

2018年7月1日三诊。患者诉心悸、胸闷较前明显好转，余无不适主诉，纳寐可，二便调，月经正常，舌淡边有齿痕，苔薄白，脉细。复查甲状腺功能：TSH 0.22 mIU/L，FT3、FT4 在正常范围。心率87次/分。血常规及肝功能未见明显异常。笔者认为效不更方，前方续用半个月，煎服法同前。嘱患者坚持服药，注意饮食起居，定期复诊。

【按语】 笔者认为甲状腺功能亢进症与自身免疫有关，影响到血液系统多表现为白细胞减少和粒细胞缺乏，在西药治疗过程中难免引起肝损害，中医治疗甲状腺功能亢进症，疗效显著，毒副作用小，故对该患者审证求因，立法处方。笔者认为本病病机以虚证为主，该患者虽为甲状腺功能亢进症初期，但阴液已有耗伤，本虚标实，属于气阴两虚，病位在心、脾、肝、肾，气虚则鼓动乏力，心动失常，故见心悸，动则气耗，故活动后加重，宗气衰少，功能减退，故气短、胸闷，阴液亏少，虚热内生，故怕热多汗，治以益气养阴、活血化瘀为主，辅以健脾宁心、益肾固精。方中生地黄入心、肝、肾经，甘寒养阴生津。黄芪益气扶正，现代研究也表明，其具有提高机体免疫力的作用。麦冬、玉竹养阴生津，顾护胃气，胃气无损，诸可无虑，麦冬亦可清心除烦。脾胃为后天之本，用茯苓、茯神健脾宁心，加以酸枣仁、柏子仁、合欢花宁心安神。元气不足，脏腑功能减退，肾气不足则冲任失约，经期延长是由冲任之气虚损，不能制约经水所致，用五味子益气生津，补肾宁心，收敛固涩，上可敛肺气，下可滋肾阴，加以熟女贞子、金樱子、覆盆子滋补肝肾。二诊时患者诉胸闷，考虑久病夹瘀，故加桃仁、红花活血化瘀之品，配伍原方桂枝、瓜蒌，全方共奏益气养阴、安神固肾、活血化瘀之功。三诊时病情好转，诸症皆缓，全方标本兼治，中药与西药并用，大大减轻了副作用，疗效显著。

参考文献

[1] 方朝晖. 中西医结合内分泌代谢疾病诊治学[M]. 北京：中国中医药出版社，2013：3.

[2] 仝欣. 黄芪主要活性成分的药理作用[J]. 时珍国医国药，2011，22(5)：1246-1249.

第四节　甲状腺功能减退症

一、概述

甲状腺功能减退症(简称甲减),是由各种原因导致的低甲状腺激素血症或甲状腺激素抵抗而引起的全身性低代谢综合征,其病理特征是黏多糖在组织和皮肤堆积,主要表现以代谢率降低和交感神经兴奋性下降为主,早期可没有特异性症状,典型症状可有畏寒、乏力、手足肿胀感、嗜睡、记忆力减退、少汗、关节疼痛、体重增加、便秘、女性月经紊乱、月经过多、不孕等。中医将甲状腺功能减退症归属于"虚劳""虚损""瘿瘤"等范围。笔者认为其基本病因多为素体阳虚兼情志内伤,初期和恢复期主要是肾阳虚衰,命火不足,或兼脾阳不足,或兼心阳不足。肾为先天之本,内藏元阳真火,温养五脏六腑,主一身脏腑阳气的升发,振奋整体生理功能。肾阳虚衰以致温煦功能下降,故而出现畏寒肢冷,机体一身水液代谢有赖肾之蒸腾气化,气化无权,开阖失司,水液停聚为痰为饮,发为水肿;阳损及阴,部分患者可出现皮肤粗糙干燥、大便秘结等症状。脾为后天之本、气血生化之源,主四肢肌肉,脾阳赖于肾阳之温养,肾阳亏于下,火不暖土,脾失健运,肢体肌肤失养,故会出现倦怠乏力、面色不华、嗜睡懒言、纳差腹胀等症状。心为阳脏而主血脉,心阳赖于肾阳鼓动,肾阳亏虚无以温煦心阳,运血无力可致脉络瘀阻,表现为肌肤甲错、舌质暗、脉沉迟等;水饮凌心,可出现心悸气短等。肝主疏泄,调畅气机,情志不遂,肝失条达,气机郁滞,水液敷布不畅,可出现手足肿胀、少汗等。总之,病位主要是肾、脾、心、肝,病机总属本虚标实,虚实夹杂,以肾阳虚为病之本,多兼见脾肾阳虚、心肾阳虚和肝气郁结,气滞、痰饮、血瘀为病之标。

二、病案举例

案1.

> 脾肾亏虚致虚劳,疲乏纳差水肿绕。
> 肝气郁滞情志伤,健脾补肾解郁良。

张某,女,42岁,2019年5月1日初诊。

【主诉】 双下肢水肿半月余。

【病史】 患者诉半个月前出现双下肢不明原因水肿,近期自觉疲乏,活动后汗出增多,甲状腺功能及抗体检查:FT3 3.19 pmol/L,FT4 7.89 pmol/L,T3 1.42 nmol/L,T4 104.78 nmol/L,TSH 6.460 mIU/L,TG-Ab 532.34 IU/L,TPO-Ab>1 000 IU/L。

刻下:情绪低落,纳差,多梦易醒,醒后难以入睡,小便可,大便每日一行,偶不成形,舌淡苔薄白,脉缓。

【诊断】 西医诊断:亚临床甲状腺功能减退症,慢性淋巴细胞性甲状腺炎;中医诊断:瘿病(脾肾亏虚、肝郁气滞证)。

【治法】 温补脾肾,疏肝解郁。

【处方】 茯苓15 g,茯神15 g,人参30 g,白术20 g,陈皮15 g,香附15 g,山药20 g,女贞子12 g,墨旱莲12 g,杜仲20 g,五味子12 g,玉米须10 g,百合12 g,浮小麦20 g,炙甘草8 g。15剂,每日1剂,水煎服,早晚分服。西药予口服左甲状腺素钠片每次50 μg,每日1次,嘱患者禁食辛辣刺激之物和煎炸食物,规律作息,23时前入睡。

【复诊】 2019年5月15日二诊。患者诉双下肢水肿、乏力好转,精神状态较前明显改善,自汗减轻,近日自觉咽部有痰,难以咳出,饮食可,睡眠时间较前延长,二便调。复查甲状腺功能及抗体:FT3 2.90 pmol/L,FT4 8.96 pmol/L,T3 1.19 nmol/L,T4 113.95 nmol/L,TSH 4.012 mIU/L,TG-Ab 533.97 IU/mL,TPO-Ab>1 000 IU/L。调整上方,去浮小麦、五味子、炙甘草,加用前胡12 g,杏仁10 g,法半夏10 g,理气化痰,继续服用30剂。

2019年6月13日三诊。患者连续服上药30剂后无明显不适,饮食睡眠可,二便正常。复查甲状腺功能及抗体,TSH正常,TG-Ab、TPO-Ab仍高于上限。予以加用硒酵母100 μg早晚各一次,不适随诊。

【按语】 现代人工作、生活压力较大,情绪焦虑、抑郁、紧张,导致情志不畅,因而情志因素越来越成为很多疾病发生的诱因,尤其是甲状腺疾病。笔者认为患者平素情绪低落,影响肝疏泄的功能,反过来更加影响情绪变化,进而影响脾胃的运化水谷功能,导致气血生化乏源,气血不足则无以荣养,故而出现全身乏力。脾虚水液代谢失常,故而出现水肿。同时,肾主水,肾虚,不能正常摄纳津液,从而会形成水湿痰饮等病理产物,也会留着于皮下,发为水肿。脾虚不能升清,故而导致水液、水谷精微物质和糟粕一同下入肠道,故出现大便不成形的情况。治疗中笔者主要重视对肝、脾、肾功能的调理,采用温补脾肾、疏肝解郁的治法,以四君子汤为基础补气健脾,脾得以正常运化水谷精微,疏散津液,助水肿消散;加用墨旱莲、女贞子、杜仲补益肝肾;陈皮、香附理气解郁,使情绪恢复正常;百合、茯神养心安神以助睡眠。全方重在健脾、补肾、疏通肝气,并随症加减,不仅可改善患者症状,还可降低 TSH 水平,值得临床推广。

案 2.

> 脾肾阳虚视为本,痰饮瘀血水湿标。
>
> 肝郁日久颈前壅,标本兼治总为方。

患者,女,48 岁,2019 年 10 月 30 日初诊。

【主诉】 乏力 1 年,伴颈部不适 2 周。

【病史】 患者 2018 年无明显诱因出现乏力,于当地医院诊断为慢性淋巴细胞性甲状腺炎,口服左甲状腺素钠片,每次 50 μg,每日 1 次,1 周后自行停药;后自觉仍有乏力,1 周前自觉颈部不适,有肿胀感。甲状腺功能及抗体检查:FT3 1.73 pmol/L,FT4 8.59 pmol/L,TSH 5.49 mIU/L,TG-Ab＞1 000 IU/mL,TPO-Ab＞1 000 IU/mL。甲状腺彩超示甲状腺弥漫性病变。

刻下:自觉神疲乏力,畏寒,晨起眼睑浮肿,四肢沉重,口干稍苦,腹胀,烦躁易怒,偶有颈前部肿胀感,纳食一般,入睡困难,小便可,大便不成形,舌淡红有齿痕,苔薄白,脉细滑。

【诊断】 西医诊断:甲状腺功能减退症合并慢性淋巴细胞性甲状腺炎;中医诊断:瘿病(脾肾阳虚、肝郁痰结证)。

【治法】 温补脾肾,理气化痰散结。

【处方】 茯苓 15 g,茯神 15 g,柴胡 10 g,炙黄芪 10 g,炒栀子 10 g,茵陈 10 g,夏枯草 10 g,合欢花 10 g,生地黄 10 g,黄芩 10 g,全瓜蒌 10 g,炙甘草 10 g,杜仲 10 g,桂枝 10 g,熟地黄 10 g,山茱萸 10 g。21 剂,每日 1 剂,水煎,早晚分服。西药予左甲状腺素钠片口服,每次 25 μg,每日 1 次。嘱其清淡饮食,适当调节情志。

【复诊】 2019年11月20日二诊。患者用药后畏寒、眼睑浮肿减轻,未见腹胀,情绪急躁较前好转,仍有乏力、颈前部肿胀感,舌淡红,苔薄白,脉数。甲状腺功能及抗体检查:FT3 3.00 pmol/L,FT4 8.85 pmol/L,TSH 4.82 mIU/L,TG-Ab>1 000 IU/mL,TPO-Ab>1 000 IU/mL。原方去茵陈,加用山豆根6 g、牛蒡子10 g,继服15剂,每日1剂,水煎服。左甲状腺素钠片每次25 μg,每日1次。

2019年12月4日三诊。自觉颈部较前舒缓,饮食正常,夜寐可,二便正常。甲状腺功能及抗体检查:FT3 3.39 pmol/L,FT4 9.53 pmol/L,TSH 2.21 mIU/L,TG-Ab 992.8 IU/mL,TPO-Ab 940.4 IU/mL。继服上方30剂。左甲状腺素钠片维持每次25 μg,每日1次。嘱其定期复查甲状腺功能及抗体。

【按语】 临床组方用药时,根据甲状腺功能减退症的病因病机,笔者认为要着重补益脾肾,疏肝理气以治本;同时,要注重标本兼治,针对出现的病理产物分别配以利湿、理气化痰、补气活血治法。以六味地黄丸为基础方进行加减,重用熟地黄滋阴补肾,填精益髓;山茱萸补养肝肾,并能涩精;山药补益脾阴,亦能固精。三药相配,滋养肝、脾、肾,称为"三补"。茯苓淡渗脾湿,能利水消肿,并助山药之健运。患者阳虚症状明显,常配伍桂枝、肉苁蓉、紫河车温补肾阳;水肿患者,常加大黄芪用量,以补气行水;玉米须淡渗利水,助水肿消散;临证遇有甲状腺肿大者加用山豆根、半夏、夏枯草、瓜蒌软坚消肿,如甲状腺肿大病史较长,根据久病入络,常配以桃仁、红花、郁金活血化瘀;对于气郁痰阻证出现咽部不适的症状,如有痰阻塞感,加入前胡、杏仁理气化痰;临床患者常因病情缠绵,出现情绪不稳、失眠等肝郁气滞症状,笔者临证时常加入茯神宁心安神、合欢皮解郁宁心、远志安神益智;如出现气郁化火,情绪烦躁,则加用栀子、茵陈清肝泻火。另外,笔者认为甲状腺功能减退症、亚临床甲状腺功能减退症是慢性虚损性疾病,除口服汤剂外,在冬季还可配合滋养肾精的中药(如鹿角胶、阿胶、鳖甲胶等熬制成膏)进行治疗。相较于汤剂,膏方具有服用方便、作用和缓持久的特点,对于长期服药的甲状腺功能减退症及亚临床甲状腺功能减退症患者来说可以提高其服药的效果及依从性。

第五节　亚临床甲状腺功能减退症

一、概述

亚临床甲状腺功能减退症（简称亚临床甲减），是由各种原因导致的甲状腺功能轻微受损的内分泌代谢系统疾病，在临床上以 TSH 增高，而 FT3、FT4 正常为主要特点[1]，呈现以代谢率减低和交感神经兴奋性下降为主。早期可没有特异性症状，典型症状可见畏寒、乏力、记忆力减退、体重增加、嗜睡、性功能减退等阳气不足的表现。随着病情的进展，患者情绪低落、兴趣和活动减退、自我评价降低，其情志抑郁症状较为突出，治疗指征主要是依据甲状腺功能状态的实验室指标及甲状腺肿的程度进行确定。中医学上认为，肝体阴而用阳，其用在于温煦、升发、疏泄、养筋、藏魂等生理作用，而亚临床甲状腺功能减退症患者的低代谢状态及情绪心境不仅与肾阳亏虚、肝气郁滞失疏有关，亦与肝气的亏虚有很大的联系，肝气是肝主疏泄功能的动力，而肝气亏虚可导致推动化生能力不足而致肝失疏泄，对亚临床甲状腺功能减退症病程的发生发展具有重要的影响。

二、病案举例

案.

> 情志抑郁颈部肿，水液不化代谢冗。
> 邪之所凑气必虚，调补肝气法可宗。

患者，女，26 岁，学生，2018 年 11 月 2 日初诊。

【主诉】　发现颈部肿大 1 日，双下肢水肿半月余。

【病史】　患者诉半个月前出现双下肢不明原因水肿，活动后未见明显好转，近期自觉疲乏，嗜睡明显，稍有活动则汗出增多，情绪低落，室友昨日发现其颈部肿大明显，近半年体重增加 3 kg（原体重 50 kg，身高 168 cm）。末次月经为 2018 年 10 月 10 日，月经周期正常，月经末期有小腹坠胀，痛经（一），色淡量可，血块较少。辅助检查：2018 年 11 月 3 日甲状腺功能及抗体检查示

FT3 3.19 pmol/L，FT4 9.89 pmol/L，T3 1.42 nmol/L，T4 104.78 nmol/L，
TSH 6.967 mIU/L↑，TG-Ab 32.32 IU/L，TPO-Ab 64.87 IU/L↑。甲状腺彩
超示双侧甲状腺弥漫性肿大。

刻下：纳可，夜寐多梦易惊，醒后难以入睡，白天嗜睡，怕冷明显，小便频，
大便每日一行，偶不成形，舌淡苔薄白，脉缓。

【诊断】 西医诊断：亚临床甲状腺功能减退症；中医诊断：虚劳（肝肾不
足、气阳两虚证）。

【治法】 补益肝气，温肾助阳。

【处方】 炙黄芪30 g，五味子15 g，山药20 g，当归12 g，白芍12 g，百合
12 g，合欢皮12 g，山茱萸15 g，陈皮12 g，荆芥10 g，浮小麦20 g，炙甘草8 g。
14剂，每日1剂，水煎，早晚分服。西药予口服左甲状腺素钠片，每次50 μg，每
日1次，嘱患者禁食辛辣刺激之物和煎炸食物，规律作息，23时前入睡。

【复诊】 2018年11月14日二诊。患者诉双下肢水肿、乏力好转，精神状
态较前明显改善，自汗减轻，正值经期，痛经(—)，自觉腰酸，近日自觉咽部有
痰，难以咳出，饮食可，夜间睡眠时间较前延长，二便调。复查甲状腺功能及抗
体：FT3 2.90 pmol/L，FT4 9.96 pmol/L，T3 1.19 nmol/L，T4 113.95 nmol/L，TSH
4.012 mIU/L，TG-Ab 29.38 IU/L，TPO-Ab 56.75 IU/L。调整上方，去浮
小麦、炙甘草，山茱萸调整为20 g，加用前胡12 g，杏仁10 g，泽泻10 g，杜仲
12 g，法半夏10 g，理气化痰，继续服用21剂，西药继续予左甲状腺素钠片口
服，每次25 μg，每日1次。

2018年12月5日三诊。患者连续服上药21剂后无明显不适，饮食睡眠
可，二便正常。复查甲状腺功能及抗体：TSH正常。予以小金胶囊4粒，早晚
各一次，服用1个月。后随访半年渐愈，甲状腺彩超示甲状腺弥漫性肿大
减轻。

【按语】 笔者指出，女子以肝为先天，夜寐多梦易惊，符合"肝气虚则恐"；
情绪低落，双下肢轻度水肿，乃肝气虚，疏泄无力，因虚致郁，因虚水停；肝气
虚，无以升发，清阳不升，故疲乏嗜睡；肝气虚则木不疏土，故致大便溏薄；自汗
亦是气虚无力固摄所致，气虚日久则阳虚，肝气虚日久则必累及癸水之脏，肾
阳虚衰，故怕冷尿频。肝之气，亢不可，衰亦不可，故方中重用补肝之炙黄芪为
君药，张锡纯《医学衷中参西录》[2]提出："黄芪之性温而上升，以之补肝原有同

气相求之妙用,愚自临证以来,凡遇肝气虚弱不能条达,用一切补肝之药皆不效,重用黄芪为主,而少佐以理气之品,服之复杯即见效验。"黄芪除补气之外还可以利水,可缓解患者的肿胀表现。补肝气虽要条达,但不可疏泄太过,加以五味子益气补不足,山茱萸补益肝肾;《素问·脏气法时论》言:"肝欲散,急食辛以散之,用辛补之,酸泻之。"佐以适量荆芥,荆芥味辛,为风药通肝性,又为风中之润剂,不会燥伤阴血,配合适量陈皮,寓补于畅;五味子、山茱萸配以白芍,皆酸收入肝,予当归补血以气阴并补[3],防止补气太过而使肝气升发太过[4];浮小麦养心除烦、止汗,与合欢皮、百合解郁安神,又不似柴胡恐"截肝阴";山药平补肺、脾、肾三脏,助益后天,供源一身之气。肝虚得补,肝气得畅,脾气健运,复诊时诸症减轻,对症加重补肾之味以缓腰酸,泽泻泄肾中浊气,前胡、杏仁、法半夏降气化痰。待整体向愈后,予中成药小金胶囊理气化痰、散结消瘿。

参考文献

[1] 潘立文,张明,杨先振,等.陈如泉治疗亚临床甲状腺功能减退症经验探析[J].中华中医药杂志,2019,34(6):2518-2521.

[2] 张锡纯.医学衷中参西录[M].北京:人民卫生出版社,2006:339.

[3] 孙喜灵,张晓林,赵岩,等.肝气虚证的理论推证及实证分析研究[J].山东中医药大学学报,2010,34(4):296-298.

[4] 沈哲韵,孙宏文.肝虚证治探析[J].江苏中医药,2019,51(11):8-10.

第六节　亚急性甲状腺炎

一、概述

亚急性甲状腺炎(简称亚甲炎),属临床常见甲状腺疾病之一,多由甲状腺感染病毒所致,病毒种类包括腮腺炎病毒、柯萨奇病毒、流感病毒、埃可病毒及腺病毒等[1]。本病急性期因炎症导致甲状腺组织破坏,多量甲状腺激素释放入血,所以临床表现为局部炎症加甲状腺功能亢进症症状:常见甲状腺肿痛,发热,血沉加快,并见血清 T3、T4 升高而甲状腺吸碘功能下降的分离现象。急性期后因甲状腺功能受损则表现为甲状腺功能减退症,常见疲劳、畏寒、浮肿、体重增加，食欲减退等，血清 T3、T4 下降，TSH 升高。2008 年由中华医学会内分泌学分会颁布的《中国甲状腺疾病诊治指南》指出：西医对亚急性甲状腺炎的急性加重期治疗以减轻炎症反应及缓解疼痛为目的，主要运用非甾体抗炎药，病情严重者用糖皮质激素缓解症状。而相关调查显示，非甾体抗炎药及糖皮质激素的运用不能持久预防甲状腺功能减退症的发生，且副作用大，容易使病情反复。中医药在亚急性甲状腺炎的治疗方面有其独特的优势。

笔者认为，亚急性甲状腺炎属于中医学"瘿病""瘿痈"范畴，亚急性甲状腺炎早期多因外感毒邪，侵及胆经或情志不舒，日久伤肝，造成肝郁化火，火毒炽盛，表现出发热、疼痛、舌红、脉弦数等实热证。肝郁日久伤及脾胃，中气不足，甚至肾气受损，故亚急性甲状腺炎后期出现疲乏无力、食欲减退、畏寒怕热、舌淡、脉沉等虚证。因此，亚急性甲状腺炎急性期以清热解毒、疏肝泻火、消肿止痛为法，后期则以疏肝解郁、健脾益气、化瘀消肿治疗。

二、病案举例

案 1.

> 颈部疼痛伴发热，银花连翘组成方。
> 退热解毒散肿结，泻火生津效力彰。

患者，女，68 岁，2019 年 7 月 30 日初诊。

【主诉】 颈前疼痛、发热 1 周。

【病史】 患者于 1 周前因感冒后出现颈前疼痛、发热（体温波动在 37.5～39.5℃），伴烦躁易怒、乏力、多汗、口干口渴，就诊于附近诊所，给予抗感染治疗，症状未见明显缓解。辅助检查：甲状腺彩超示多发低回声区。血沉：40 mm/h，甲状腺功能：FT3、FT4、T3、T4 偏高，TSH 降低。查体：体温 38℃，甲状腺Ⅰ度肿大，质硬，压痛明显。舌红，苔黄腻，脉弦数。

刻下：神疲乏力，颈前肿痛，触及甲状腺肿大，双侧有压痛，发热，偶有咳嗽，多汗，口干口渴，欲饮水，身体乏力，饮食不佳，二便可，舌淡紫，苔腻微黄，右脉弦而有力，左脉滑。

【诊断】 西医诊断：亚急性甲状腺炎；中医诊断：瘿痈（热毒蕴结证）。

【治法】 清热解毒，消肿止痛。

【处方】 金银花 20 g,连翘 20 g,蒲公英 15 g,银柴胡 15 g,黄芩 15 g,夏枯草 15 g,芦根 20 g,紫花地丁 15 g,牡丹皮 12 g,土茯苓 20 g,炙甘草 8 g。颗粒剂,早晚各 1 次,连服 15 剂。外治法:局部以安徽省中医院院内制剂芙蓉膏外敷。

【复诊】 2019 年 8 月 15 日二诊。患者无发热,甲状腺肿痛明显减轻,饮食饮水可,乏力较前明显好转,舌淡红,苔白腻。前方去柴胡、黄芩,加党参以益气养阴、固护正气。服 15 剂。

2019 年 9 月 3 日三诊。诉诸症明显改善,患者无特殊不适主诉,宗初诊方加减用药 1 月余,触诊:双侧甲状腺稍有肿大,质软,压痛(一),皮色正常。嘱患者定期门诊随诊,如有不适及时就诊。

【按语】 笔者认为,患者初诊以颈前疼痛、发热为主诉,结合体格检查和实验室检查,可诊断为亚急性甲状腺炎。综合患者症状、体格检查、舌象、脉象,考虑病因病机为热毒炽盛、壅结颈前,故治以清热解毒、消肿止痛,以银翘散为基础方,宗《温病条辨》"太阴风温,温热,温疫,冬温,初起……辛凉平剂银翘散主之"及《素问·至真要大论》"风淫于内,治以辛凉,佐以苦"的原则。治疗以清热解毒、消导为主。金银花清热解毒,辟秽祛浊。连翘清热解毒的同时轻宣透表[2]。更加银柴胡、黄芩调畅枢机,清热解毒散结;夏枯草清热泻火,消肿散结;芦根清热生津;炙甘草调和诸药,护胃安中。三诊病情较前减轻,仍以初诊方出入,疗效可靠。

案 2.

> 瘿病低热并肝郁,急躁易怒伴口渴。
> 和解少阳小柴胡,芩芍蒿翘芦贝草。

患者,女,41 岁,2018 年 7 月 10 日初诊。

【主诉】 左侧甲状腺部位疼痛 3 个月。

【病史】 自诉 3 个月前开始出现左侧甲状腺部位疼痛,伴低热,最高体温 37.5℃,于当地医院诊断为亚急性甲状腺炎,予以抗生素治疗 3 日,病情缓解不明显。现甲状腺部位疼痛,左侧明显,体温正常,轻微怕热汗出,口干口渴,急躁易怒,大便偏干。于安徽省中医院查甲状腺功能(2018 年 7 月 8 日):TSH 0.013 IU/mL,FT3 5.15 pg/mL,FT4 2.05 ng/dL,T3 2.16 ng/mL,T4 14.66 ng/d,

TG-Ab 75.9 IU/mL，TPO-Ab 4.91 IU/mL，促甲状腺激素受体抗体 (thyroid stimulating hormone receptor antibody，TRAb)0.3 IU/L。甲状腺彩超(2018年7月4日)：甲状腺实质部分回声减低，符合亚急性甲状腺炎表现。查体：甲状腺Ⅰ度肿大，轻微压痛。舌质淡红，苔薄白，脉弦。

刻下：患者低热、颈部肿胀不适，左侧为甚，轻微怕热汗出，口干口渴，急躁易怒，大便偏干。舌质淡红，苔薄白，脉弦。

【诊断】　西医诊断：亚急性甲状腺炎；中医诊断：瘿痛(少阳气机郁滞证)。

【治法】　和解少阳，养阴清热。

【处方】　柴胡18 g，黄芩9 g，赤芍10 g，白芍10 g，法半夏9 g，青蒿15 g，连翘15 g，芦根30 g，浙贝母10 g，炙甘草8 g。颗粒剂，连服15剂，每日1剂，早晚分服。

【复诊】　2018年7月25日二诊。自诉上次就诊后1日即发热，体温37.7℃，服药1剂后热退，现体温正常，左侧甲状腺部位疼痛已不明显，面色偏红，口干口渴，饮水偏多，二便调，甲状腺部位无压痛。舌质偏红，苔薄白，脉弦偏数。前方柴胡减量至15 g，加天花粉15 g清热生津，清肺润燥，连服15日，每日1剂，早晚分服。

2018年8月7日三诊。诸症缓解，纳寐均可，二便自调，舌淡红，苔白，脉细。患者病情较前好转，复查甲状腺功能、甲状腺彩超，均正常，嘱患者定期门诊随诊，如有不适及时就诊。

【按语】　笔者认为，患者以甲状腺部位疼痛为主要表现，辨证属少阳气机郁滞，方用小柴胡汤，柴胡重用，合青蒿以清解疏散邪气，黄芩苦寒清泻少阳邪热，浙贝母、半夏合连翘化痰散结，芦根以养阴清热不碍邪。诸药合用以和解少阳，调达枢机，少阳经气得利，甲状腺疼痛渐消。笔者认为，甲状腺部位为少阳经脉循行之处，邪入少阳，枢机不利故见发热，治疗一定以和解为主。临床上以小柴胡汤为主方和解少阳，清利枢机，散邪退热。其中，柴胡专入少阳，其性升散疏泄，透达内外，《神农本草经》谓其"主寒热邪气，推陈致新"，为退热之要药，量小不能为功。青蒿"气芳香疏达，与柴胡相仿""泻火热而不耗气血"；《重庆堂随笔》云青蒿"专解湿热，而气芳香"[3]，用之助柴胡透邪于外，夹湿者尤宜。

案 3.

> 吞咽不畅伴发热，痰浊阻滞兼风热。
> 草星参仙地知附，治疗瘿病功效卓。

患者，女，44 岁，2018 年 7 月 6 日初诊。

【主诉】 发热 1 周。

【病史】 自诉 3 年前始觉颈前有肿块，吞咽不畅，时感喉间有物，咳吐不爽。1 周前每晚发热、畏寒，自服感冒药后，未见明显缓解，伴心悸、胸闷、胁肋胀闷，腹胀纳呆，平素郁郁不快，喜太息，常随情绪波动而变化。查体：体温 38.5℃，心率 100 次/分，双侧甲状腺触及肿大，左侧甲状腺Ⅳ度肿大，右侧甲状腺Ⅱ度肿大，质地不坚，压之隐痛，皮温稍高，苔薄白，舌质淡胖，有齿痕，脉弦。辅助检查：血沉 129 mm/h，TSH 0.01 mIU/mL，T3、T4 升高，超敏 C 反应蛋白 99 mg/L，高密度脂蛋白下降，血常规正常。甲状腺彩超：甲状腺弥漫性肿，右侧甲状腺低回声结节。

刻下：患者低热、自觉吞咽不畅，时感喉间有物，咳吐不爽，伴心悸、胸闷，胁肋胀闷，腹胀纳呆，舌质淡胖，苔薄白，有齿痕，脉弦。

【诊断】 西医诊断：亚急性甲状腺炎；中医诊断：瘿痈（痰浊阻滞证）。

【治法】 化痰行气，清热健脾。

【处方】 夏枯草 10 g，制天南星 10 g，玄参 10 g，威灵仙 9 g，生地黄 10 g，肥知母 10 g，炒栀子 10 g，香附 10 g，炙甘草 8 g。颗粒剂，连服 15 剂，每日 1 剂，早晚分服。

【复诊】 2018 年 7 月 20 日二诊。颈部已无压痛，肿块缩小，余好转，半夜易醒。前方加酸枣仁、合欢皮滋阴清热，养心安神。去威灵仙、香附。连服 15 日，每日 1 剂，早晚分服。

2018 年 8 月 7 日三诊。诸症缓解，纳寐均可，二便自调，舌淡红，苔白，脉细。患者病情较前好转，复查甲状腺功能、甲状腺彩超，均正常，嘱患者定期门诊随诊，如有不适及时就诊。

【按语】 笔者认为，患者以颈前有肿块、吞咽不畅伴发热为主要表现，辨证属痰浊阻滞兼夹上焦风热，治法当表里同治，以化痰行气散结为主，佐以健脾解表清热。表里虽是治则的两方面，又是辨证的统一体，在具体应用时须分清表里。一般而言,本病初发时属表属实,新邪宜急散,为避免表邪自表入里,或由阳入阴,或损及脏腑,致使邪气内传,证候多端,所变何证,难以预料。亚急性甲状腺炎极易反复,患者常以感冒、发热就诊,疼痛可持续数月,尤其血沉显著升高者。糖皮质激素及非甾体抗炎药也仅能控制体温与缓解疼痛。中医药在亚急性甲状腺炎的治疗方面有其独特的优势。

参考文献

[1] 葛均波,徐永健.内科学[M].北京:人民卫生出版社,2013:696.

[2] 吴瑭.温病条辨[M].北京:人民卫生出版社,2012:15.

[3] 陆拯.本草思辨录[M].北京:中国中医药出版社,2013:54.

诊余心鉴——江淮名医方朝晖临证经验集

第二章　糖尿病治验

第一节　糖　尿　病

一、概述

糖尿病(古称消渴),是以口干多饮、多食、多尿或伴体重减轻甚至消瘦为主要临床表现的一种病症,早在先秦时期便已有对消渴的记载。《素问·奇病论》曰:"此肥美之所发也,此人必数食甘美而多肥也,肥者令人内热,甘者令人中满,故其气上溢,转为消渴。"笔者认为,随着现代社会生活水平的提高及诊疗技术的改进,部分确诊为糖尿病的患者并不具有明显的"三多一少"症状,而多见疲倦乏力、腹胀纳差、舌暗、苔腻、边有齿痕等脾虚之症,传统的三消辨证恐难以满足现代临床的需要。结合多年的临证经验,笔者认为临床辨证论治时,应基于而不拘于三消辨证。脾虚是糖尿病发生、发展的基础,而阴虚燥热之象仅为其外在表现。脾胃功能失调在糖尿病的发病过程中起到关键作用,脾气不升,胃气不降,水谷壅滞中焦,水液不化则内生痰湿,痰湿凝滞,进一步困阻中焦胃脾,治疗应以健脾益气为基本大法,佐以养阴清热、疏肝解郁、活血化瘀之法。

二、病案举例

案 1.

> 健脾化湿虚热清,脾强胃弱消渴治。
> 佩茯玄丹参丹皮,斛葛黄连芩荔核。

董某,男,67 岁,2019 年 1 月 16 日初诊。

【主诉】　发现血糖升高 10 年余。

【病史】 渴喜冷饮,晚餐后有饥饿感,无手脚麻木,偶有视物模糊和小便少量泡沫,纳寐可,二便调。患者舌红,苔薄白,脉弦。辅助检查:2019 年 1 月 16 日空腹血糖 7.1 mmol/L,餐后 2 h 血糖 11.3 mmol/L。眼底检查、肝功能、肾功能未发现明显异常。

刻下:面红,口渴多饮,形体消瘦,纳眠尚可,大便干燥,小便多泡沫,舌红,苔黄,脉滑实有力。

【诊断】 西医诊断:2 型糖尿病;中医诊断:消渴(胃强脾弱证)。

【治法】 滋阴清热,健脾化湿。

【处方】 佩兰 25 g,茯神 15 g,牡丹皮 15 g,黄连 9 g,黄芩 12 g,葛根 15 g,荔枝核 12 g,玄参 12 g,丹参 20 g,石斛 15 g。30 剂,水煎服,每日 1 剂,早晚分服。西药予以二甲双胍肠溶片 0.5 g,每日 1 次;瑞格列奈 0.25 mg,每日 3 次,口服。嘱患者禁食辛辣刺激之物和煎炸食物,规律作息,23 时前入睡。

【复诊】 2019 年 2 月 20 日二诊。患者上述方药用 4 周后,自测空腹血糖 6.4 mmol/L,餐后 2 h 血糖 8.7 mmol/L,口干渴较前好转,平日视物模糊,小便少量泡沫,纳寐可,二便调。患者舌淡红,苔薄白少津,脉数。方药:上方加细生地 15 g,天花粉 12 g。水煎服,每日 1 剂,30 剂。

2019 年 3 月 26 日三诊。患者自测空腹血糖 7.2 mmol/L,餐后 2 h 血糖 12.3 mmol/L,视物模糊稍改善,小便仍有泡沫,纳寐可,二便调。患者舌淡苔白。中药守方,用法同前。西药予以二甲双胍肠溶片 0.5 g,每日 2 次;瑞格列奈 0.5 g,每日 3 次,口服。

2019 年 6 月 11 日四诊。患者自测空腹血糖 7.1 mmol/L,餐后 2 h 血糖 11.3 mmol/L,视物较前好转,小便偶有泡沫,纳寐可,二便调。现服用达格列净 5 mg,每日 1 次。方药:上方去葛根。西药予以达格列净 5 mg,每日 1 次。密切随访。

【按语】 笔者认为患者伴有较严重的口干、口渴症状,当属被胃燥热之邪所伤;晚餐后有饥饿感,提示胃纳强;脾胃为后天之本,气血生化之源,"脾胃平则万物安,病则万物危",是故"百病皆由脾胃衰而生也"。该案中医证型为胃强脾弱证。胃强脾虚之人往往食欲旺盛,用餐速度较快,但由于脾脏功能相对不足,难以运化,水谷进入体内不能够转化成有用的气血津液被人体充分利用,而生痰浊之邪,郁积体内,血糖升高,日久化热,耗津伤液。治疗当健脾化湿、养阴清热。上述方中茯神味甘气平,入脾经,可益神志、安魂魄、养精神;佩兰,具有醒脾化湿之功效。黄连、黄芩配玄参、葛根、石斛,于清热之中又鼓舞脾胃清阳之气上升,并且有生津止渴之功。以上药物为笔者治疗新诊断的2型糖尿病的经验方。视物偶有模糊加凉血活血之牡丹皮、丹参;餐后饥饿感多因阴虚内热所致,加生地黄、天花粉,既能清肺胃二经之实热,又能生津止渴。其用药少而精,临床疗效确切。

案 2.

> 阴亏胃热血糖高,清胃泻火滋阴妙。
>
> 茯神百合当归术,黄连芩生地甘草。

李某,女,53 岁,2019 年 5 月 13 日初诊。

【**主诉**】 体检时发现血糖升高 3 日。

【**病史**】 平日未见明显多饮、多食、多尿,无肢体麻木,近期体重有减轻,纳寐可,二便调。患者舌红苔黄,脉数。辅助检查:2019 年 5 月 13 日空腹血糖 10.8 mmol/L。

刻下:颧红,乏力,夜间盗汗,纳眠尚可,大便正常,小便多泡沫,舌红,苔黄,脉数。

【**诊断**】 西医诊断:2 型糖尿病;中医诊断:消渴(胃热炽盛证)。

【**治法**】 清胃泻火,养阴增液。

【**处方**】 黄芪 30 g,牡丹皮 15 g,肉苁蓉 10 g,炒黄连 8 g,细生地 20 g,荔枝核 12 g,焦白术 15 g,太子参 15 g,淡泽泻 15 g,蒲公英 20 g,全当归 12 g,炙甘草 8 g,茯神 15 g,茯苓 15 g,野百合 9 g。15 剂,水煎服,每日 1 剂,早晚分服。西药予以格列喹酮 30 mg,每日 3 次;二甲双胍 0.5 g,每日 2 次;阿卡波糖 50 mg,每日 3 次,口服。嘱患者禁食辛辣刺激之物和煎炸食物,规律作息,23 时前入睡。

【**复诊**】 2019 年 5 月 28 日二诊。患者用药 2 周后复诊,血糖控制较前平稳,血糖升高稍有改善,中药在上方基础上去炒黄连、蒲公英,加用金樱子 15 g,甘枸杞 20 g。15 剂,用法继前。

2019 年 6 月 13 日三诊。患者血糖升高情况较前好转,血糖控制较为平稳,糖化血红蛋白 5.5%。舌淡,苔薄白,脉弦。中药加醋延胡索 15 g,锁阳

12 g。用法同前。

【按语】　笔者通过多年临床实践发现,肺燥津伤、胃火炽盛、阴虚火旺虽与消渴密切相关,然追溯其源,当责之于脾,且无外乎脾气不足、脾失健运,其中尤以脾的运化失常为病机关键。临床上对于补脾益气的应用需给予足够的重视,脾气健旺,则后天之本得以巩固,气血津液的生化布散恢复正常,消渴自化。笔者强调,健脾益气需贯穿消渴治疗的始终。上述方中茯神味甘气平,入脾经,可益神志、安魂魄、养精神;细生地养阴生津润燥;白术、茯苓助黄芪益气健脾;肉从蓉滋肝肾经血;野百合凉金泻热、清热除烦;全当归活血补血。笔者指出,消渴乃机体对水谷精微的代谢异常,水经过代谢,精华者化为津液,糟粕者化为尿液;谷经过代谢,精华者入血,糟粕者成为粪便,气血津液输注全身,滋养肢体百骸,如若脏腑气机失调,这种代谢受阻,消渴乃发。《类经》曰:"上焦不治,则水犯高原,中焦不治,则水留中脘,下焦不治,则水乱二便,三焦气治,则脉络通而水道利。"在消渴的发病过程中,脾、肾、肝、肺气机失调为主要原因,心、胃、膀胱的气机失调在消渴的发展过程中起促进作用。

消渴临床表现多样,若仅以"阴虚燥热"论治恐难准确辨证。笔者临证时注重"治病求本"的原则,从整体出发,主张从脾论治消渴。临证时重视脾在消渴发病中的重要作用,以健脾益气贯穿本病治疗始终,并根据消渴不同发展阶段的不同症状,佐以养阴清热、疏肝解郁、活血化瘀、养心补肾等法,标本兼顾,则渴消病安。

笔者认为,在做好消渴的临床诊疗工作的同时,也应加强对消渴患者的教育,由于消渴是慢性、终身性疾病,患者如缺乏医学知识,加之环境因素的影响,可能会产生孤独、焦虑、抑郁、悲观失望、恐惧心理,甚至产生厌世心理,因此在临床工作中不但要做好患者的基础治疗工作,同时也要关注患者心理状况,对患者表示理解、尊重和真诚,引导患者走出误区,树立信心,保持良好的心态,接受现实,配合治疗和护理,充分调动患者的主观能动性,学习防治知识,通过对血糖和尿糖的监测摸索出影响病情的有利和不利因素,有坚定的信心和毅力,同时鼓励家属共同参与,使他们增强战胜疾病的信心。

鼓励患者进行糖尿病运动疗法,运动原则:适量、经常性、个体化,运动方式以有氧运动为主,散步、慢跑、骑车、广播操都适合于日常锻炼,每日 1 次,每次 30 min。运动前需评估身体及病情状况,血糖高于 14 mmol/L 时不宜运动,空腹状态下不宜运动,服用降糖药或注射胰岛素后忌先运动后进食,防止低血糖。运动疗法应预防意外发生,远距离运动时应在家属陪同下进行,注意补充水分,随身携带糖果,当出现饥饿、心慌、出冷汗、头晕、四肢无力、颤抖等低血糖症状时,及时食用以缓解症状。运动中如出现不适,应暂停运动;若出现胸痛,视物模糊,应立即停止,及时处理。

案3.

> 乏力盗汗下肢肿,舌红太腻泡沫尿。
> 益气养阴化痰瘀,防风黄芪是主方。

王某,女,53岁,2019年8月11日初诊。

【**主诉**】 血糖升高3年余,尿液检查异常1个月。

【**病史**】 患者既往有糖尿病病史3年余,否认高血压病史,目前服用口服降糖药控制血糖,平素血糖控制尚可。辅助检查:糖化血红蛋白5.9%。生化全套:血肌酐65 μmol/L,尿酸320 μmol/L,尿素氮6.8 mmol/L。空腹血糖5.34 mmol/L。

刻下:面色少华,乏力气短,夜间盗汗,双下肢轻度浮肿,纳眠尚可,大便正常,小便多泡沫,舌红,苔白腻,脉细弦。

【**诊断**】 西医诊断:2型糖尿病;中医诊断:消渴(气虚血瘀夹痰证)。

【**治法**】 益气养阴,化痰祛瘀。

【**处方**】 淡黄芪30 g,生地黄30 g,芡实10 g,熟女贞子10 g,醋五味子5 g,莪术10 g,汉防己15 g,当归6 g,秦皮6 g,苍术6 g,焦六曲10 g,广陈皮15 g,雷公藤6 g,甘草8 g。14剂,浓煎100 mL,每日1剂,分2次服用。

【**复诊**】 2019年9月2日二诊。患者乏力,腰酸较前好转,自觉小便中泡沫稍有好转,大便偏稀,舌脉同前。血肌酐63 μmol/L,尿酸351 μmol/L,尿素氮5.0 mmol/L,空腹血糖4.78 mmol/L。方药:原方基础上加用赤石脂10 g,石榴皮10 g,垂盆草30 g,再服14剂。

2019年10月16日三诊。服用前方后患者不适症状好转,小便中泡沫减少。尿蛋白转阴,尿微量白蛋白/肌酐70.3 mg/g。前方既效,原方去雷公藤,其余不变,续用14剂。

【**按语**】 笔者认为,患者先天禀赋不足,后天过劳,致使气阴亏虚,津液输布障碍,发为消渴,消渴日久,久病及肾,加之风湿内扰,下元不固,肾失封藏,开阖失司,精微物质随尿液下泻,故见小便多泡沫,尿蛋白增多。治疗以益气养阴为基础,组方包含防己黄芪汤,汉防己是主药,汉防己能"疗水肿、风肿",合淡黄芪共奏祛风行水、益气固表之功。当归配淡黄芪乃当归补血汤,可益气补血,熟女贞子、芡实能滋补肝肾,苍术、广陈皮、焦六曲能化湿祛痰,更加以雷公藤,可祛风除湿、活血祛瘀。

笔者认为,对于糖尿病微蛋白尿应做到早发现、早治疗,遵从"未病先治,既病防变"的中医治疗原则,既要防止无蛋白尿患者发生微量蛋白尿,又要防止微量蛋白尿发展至临床蛋白尿。只有把握控制血糖,以祛风除湿、活血通络、化痰祛瘀为主,兼顾次症,随症加减,标本同治,疗效显著,才能发挥中医药在治疗早期糖尿病肾病方面所具有的独特优势。

第二节　糖尿病早期

一、概述

糖尿病早期属于中医学"消渴""脾瘅"范畴,古代众多医家对消渴的临床特点做了明确的论述,具有一定的认识。笔者通过不断的学习和探索,认为消渴病因较多,五脏皆和消渴密不可分,饮食不节、情志失调、房劳过度、外感六淫等均可导致消渴的发生。

二、病案举例

案1.

> 气阴两虚夹痰瘀,口渴多饮乏力具。
>
> 益气养阴气血余,从脾论治缓本虚。

患者,女,48岁,2015年8月16日初诊。

【主诉】　血糖升高半年余。

【病史】　患者半年前体检发现血糖升高,未服用降糖药物,近日体检,空腹血糖7.9 mmol/L;餐后2 h血糖11.8 mmol/L;糖化血红蛋白7.5%。血脂四项:总胆固醇 6.55 mmol/L,甘油三酯 4.56 mmol/L,高密度脂蛋白胆固醇 1.82 mmol/L,低密度脂蛋白胆固醇 3.28 mmol/L。查体:身高 156 cm,体重 75 kg,体重指数 30.8 kg/m² 。血压正常。

刻下:口渴多饮,体倦乏力,时有头晕,活动后易出汗,无手足麻木,无视物模糊,饮食较多,睡眠欠佳,不易入睡,多梦,睡后易醒,大便 2～3 日一行,偏稀,小便频数,夜尿 1～2 次,舌质暗红,有齿痕,苔白腻,舌底络脉稍紫,脉细濡。

【诊断】 西医诊断:2 型糖尿病;中医诊断:消渴(气阴两虚、痰瘀交阻证)。

【治法】 益气养阴,化痰祛瘀。

【处方】 佩兰 20 g,太子参 15 g,麦冬 15 g,五味子 10 g,怀山药 20 g,粉葛根 15 g,白术 10 g,茯苓 10 g,陈皮 10 g,桃仁 10 g,红花 10 g,丹参 15 g,浮小麦 15 g。每日 1 剂,水煎服,嘱患者控制饮食和适当加强运动。

【复诊】 2015 年 9 月 4 日二诊。患者已服汤药半月余,空腹血糖 6.2 mmol/L,餐后 2 h 血糖 8.4 mmol/L,口干多饮稍改善,神疲乏力缓解,活动后偶有出汗,头晕改善,食纳可,睡眠有所改善,大便每日一行,小便次数减少,舌淡红,齿痕不显,苔薄白,舌底络脉稍瘀,脉细。药后显效,拟前方去陈皮加生地黄 10 g,石斛 15 g,继续服用 1 个月。

2015 年 10 月 8 日三诊。空腹血糖 5.2 mmol/L,餐后 2 h 血糖 7.3 mmol/L,糖化血红蛋白 5.4%。血脂四项:总胆固醇 3.66 mmol/L,甘油三酯 2.2 mmol/L,高密度脂蛋白胆固醇 1.78 mmol/L,低密度脂蛋白胆固醇 2.4 mmol/L。患者无明显不适,口干多饮改善,无明显出汗,睡眠改善。此后继续调治 3 个月,自觉无明显不适,后多次复查血糖,均在正常范围内,体重维持在 60 kg 左右。

【按语】 笔者总结其学术思想,究其本源,肯定了中医脾为本病主要病变脏腑。糖尿病虽涉及五脏,但中医讲究"治病求本",何为主,何为次,成为治病的关键。笔者认为无论糖尿病早期患者,还是中晚期患者,特别是存在并发症者,都需要以脾为主,从脾论治。糖尿病早期脾失健运,升清降浊失司,精不化正,日久成浊,伤及其他脏腑及经络、血脉,上可灼烧肺津,中可耗竭胃液,下可损失肾水,壅塞血脉经络。糖尿病后期,脾虚至极,无力吸收水谷精微,气血生化无源,五脏六腑皆虚,血脉经络失养,则会出现各种并发症。所以说,从脾论治理论贯穿整个糖尿病的治疗过程中。糖尿病早期患者以脾虚湿盛证最为常见,主要表现为形体肥胖或超重,或腹部肥厚,或见倦怠乏力,大便或黏或溏,或干结,舌淡红或淡白,边有齿痕,苔腻,脉濡或滑。笔者认为此为胃强脾弱的表现,属于本虚标实,患者常表现为食欲旺盛,饮食较多,易饥饿,水谷进入胃中较多,但脾虚功能较差,难以消化成水谷精微,以至输布到全身脏腑、经络及血脉中,最终导致痰浊生成,造成形体肥胖,血糖升高。痰浊易阻碍气机,气机不利则可出现倦怠乏力;痰浊易化热,热能灼伤津液,则可出现口干、便干。

首先,佩兰在笔者的中医处方中所占比例较大,大都为君药,药量在20~30 g,说明了佩兰对从脾论治治疗糖尿病早期患者的重要性。其次,笔者还对山药情有独钟。山药具有益气养阴、健脾益肾之功效,能健脾滋阴清热而治疗糖尿病。笔者认为山药既能补脾,又能养肾,糖尿病早期脾虚,肾水亦可出现不足。肾为水脏,肾与舌下金津、玉液两穴相通;肾化水,下行化为尿,藏于膀胱;上行化为口津唾。尿和唾都属水,由肾脏主管,故有"肾为水脏"的说法。尿多、口干,肾化尿较多,唾少,亦为肾水少的表现。通常笔者方药中山药的用量在15~20 g,但不拘泥于此,严重的脾、肺、肾亏虚可能会增大用量。此外,笔者还对黄芪、黄精等益气中药,葛根、玄参、石斛、天花粉等养阴生津清热中药,以及当归、红花、桃仁、川芎等活血化瘀中药运用得心应手,通过中医辨证论治,采用益气养阴、化痰活血祛瘀的方法,合理搭配组方,通过大量的病案总结用药经验,使得患者糖尿病早期气阴两虚症状能够有效地缓解,血糖能够平稳下降。

案2.

> 消渴中后脾肾虚,水饮内停气血瘀。
> 益气温阳利水需,重用黄芪补益脾。

患者,男,68岁,2017年5月19日初诊。

【主诉】 双下肢水肿、头晕1年余,加重1周。

【病史】 患者发现糖尿病15年余,双下肢水肿、头晕1年余,加重1周。西医诊断为2型糖尿病、糖尿病肾病,现服用二甲双胍和氢氯噻嗪,近日查空腹血糖7.2 mmol/L;餐后2 h血糖15.9 mmol/L;糖化血红蛋白8.5%。血脂四项:总胆固醇4.55 mmol/L,甘油三酯5.56 mmol/L,高密度脂蛋白胆固醇1.04 mmol/L,低密度脂蛋白胆固醇3.9 mmol/L。尿蛋白(++),尿糖(＋＋＋)。查体:身高 175 cm,体重 72 kg,体重指数 23.5 kg/m²。血压150/75 mmHg。

刻下:口干不欲多饮,形寒怕冷,体倦无力,面色㿠白,腰酸膝软,手足麻木,视物模糊,听力下降,饮食较少,睡眠一般,大便 3~4 日一行,便干,小便频数,舌体胖大,有齿痕,舌质紫暗,苔白腻,脉细弦涩。

【诊断】 西医诊断:糖尿病;中医诊断:消渴(脾肾阳虚、气虚血瘀、水饮内停证)。

【治法】 益气温阳,活血利水。

【处方】 黄芪 40 g,太子参 10 g,苍术、白术各 10 g,猪苓 15 g,茯苓 15 g,山药 15 g,桃仁 10 g,防己 10 g,防风 10 g,泽兰 10 g,泽泻 10 g,玄参 15 g,制附子 5 g,水蛭 5 g,桂枝 10 g,川芎 15 g,钩藤 20 g。7 剂,每日 1 剂,水煎服,嘱患者继续服用西药。

【复诊】 2017 年 5 月 28 日二诊。患者服药 1 周后,空腹血糖 6.8 mmol/L,餐后 2 h 血糖 9.4 mmol/L,口干稍改善,水肿、头晕症状减轻,怕冷症状好转,体倦缓解,大便 2~3 日 1 行,小便次数减少,舌体大,齿痕减少,舌稍紫,苔白,脉细。药后显效,原方去防风、防己、猪苓、水蛭,加山茱萸 15 g,生地黄 10 g,继续服用 1 个月。

2017 年 6 月 30 日三诊。空腹血糖 5.4 mmol/L,餐后 2 h 血糖 8.3mmol/L,糖化血红蛋白 6.4%,尿蛋白(＋),尿糖(＋)。患者口干、水肿、头晕改善,腰膝酸软、手足麻木、便秘、小便频数等症状均逐渐好转。此后继续服药,不适随诊。

【按语】 糖尿病早期胰岛功能受损,胰岛素水平降低明显,胰酶分泌缺乏,食少甚至不思饮食,血糖水平不稳定,随后各种并发症接踵而至。中医认为此和脾虚至极有关,脾虚则食少、食之无味,食后水谷不能转化成水谷精微,滋养脏腑血脉。糖尿病迁延日久,阴损及阳,津伤则耗气,津液久亏也必伤阴,导致气阴两虚。肾气不足则出现腰膝酸软、四肢乏力;肾之阴阳俱虚,肝藏血,肝血不足,肝肾精血不能上承耳目,则出现视物模糊、失明、耳鸣、耳聋;血虚,血不养心,则出现心悸、失眠;肺气不足,则出现胸闷、气喘。《金匮要略直解》认为:"此五脏皆虚,而土为万物之母,故先建其脾土使荣卫流行,则五脏不失权衡而中气斯建矣。"笔者认为人体是一个有机的整体,各个脏腑组织器官在生理上相互联系,在病理上相互影响,一脏受病必然影响到他脏,而脾胃位于中焦,为人体气机升降之枢纽,所以当某一脏发生病变后,在其发展过程中必然会影响到脾胃,导致失调。故糖尿病中后期,从脾论治仍为治疗的核心,补脾是其重要方法。张锡纯在《医学衷中参西录》中指出"消渴起于中焦",病机为"元气亏虚,脾气不升",治疗上重用黄芪,因为黄芪能助脾气上升,散精达肺而燥渴自除,创玉液汤、滋膵饮,至今仍广为运用。笔者运用黄芪,四诊合参,根据患者虚劳程度,量大而不拘于同,少则 20～30 g,多则 50～60 g,使得黄芪补脾益气功能发挥得淋漓尽致。同时,配合太子参、白术、茯苓等其他的补脾中药,使得患者脾胃功能得到很大的改善。另外,运用不同的中药相互调配,组方合理,调补其余脏腑,既能平稳控制血糖,又能有效地改善糖尿病中后期症状。

第三节　糖尿病前期

一、概述

糖尿病前期是介于正常血糖与糖尿病之间的一种糖代谢异常,是发展为 2 型糖尿病的早期阶段。古代医籍无"糖尿病前期"病名的记载,但从其病因病机、临床表现来看,糖尿病前期可属于中医学"消瘅""脾瘅""消渴"等疾病范畴。

"脾瘅"病名出自《素问·奇病论》:"此五气之溢也,名曰脾瘅。夫五味入口,藏于胃,脾为之行其精气,津液在脾,故令人口甘也,此肥美之所发也,此人必数食甘美而多肥也,肥者令人内热,甘者令人中满,故其气上溢,转为消渴。"系统阐述了脾瘅由于过度饮食、肥胖(病因),导致脾失散精、湿热内蕴(病机),从而发为消渴(转归)[1]。

脾胃同居中焦,精微物质在脾胃的枢纽作用下上输下达以营养机体,糟粕之气下降排出,即"清阳出上窍,浊阴出下窍"[1]。现代医学中的"糖",在中医学中属"水谷精微",人体胰岛素对葡萄糖的作用,属脾的转输和散精之功。脾虚不能升清,则血中之水谷精微不能输于内脏、营于四肢,导致蓄积于脉内而成浊邪,发生糖代谢失衡。

笔者认为胰岛素类似于人体的津液,津液的输布失常导致糖尿病的发生,与肺、脾、肾三脏密切相关。脾居中焦,为气机升降的枢纽,肺、肾两脏的强健有赖脾功能的健全,治疗当先安中,调理脾胃。笔者正是切中糖尿病前期发病的中医病因病机,选取益气健脾中药从脾论治,临床观察疗效显著。笔者认为治疗糖尿病前期,当谨守病机,辨证施治,在具有益气健脾功效的基础方上加减治疗,每每灵验[2]。

　　运用中医药干预糖尿病前期属于中医学"治未病"的思想,笔者针对糖尿病前期人群建立"三早防治体系":预防糖尿病高危人群发展为糖尿病前期(早预防);干预糖尿病前期人群,使其转为正常人或稳定在糖尿病前期阶段(早干预);治疗糖尿病前期人群,防止发展为糖尿病(早防变)[3]。

　　笔者在遵循《伤寒论》"虚者补之""损者益之""形不足者,温之以气;精不足者,补之以味"及"谨守病机,各司其属"的原则下,将补法中平补法引用到糖尿病前期的防治中,收到良好效果,认为中医药的优势在于全身调理、温和降糖[3]。

二、病案举例

案.

<blockquote>
脾居中焦灌四旁,运化失司糖异常。
治之重在健脾运,四君山药调糖良。
</blockquote>

　　孙某,男,49岁,2012年6月9日初诊。

【主诉】　全身乏力半年余。

【病史】　患者体检中采指血检测,餐后2 h血糖10.2 mmol/L,于次日行口服葡萄糖耐量试验(oral glucose tolerance test,OGTT),静脉血餐后2 h血糖10.9 mmol/L,血脂正常。

　　刻下:全身乏力半年余,同时伴口干、大便干结,3日一行,小便正常,舌质淡,苔薄白,脉细。

【诊断】　西医诊断:糖耐量减低;中医诊断:脾瘅(脾虚证)。

【治法】　益气健脾。

【处方】　党参32 g,白术12 g,茯苓12 g,山药20 g,甘草6 g。7剂,每日

1剂,水煎早晚温服。另嘱患者控制饮食,加强运动。

【复诊】 2012年6月17日二诊。患者口渴、全身乏力症状减轻,早晨易醒。调整药物:党参25 g,山药15 g,白术12 g,茯苓15 g,甘草6 g,每日1剂。治疗6周后精神佳,口干、乏力症状消失,大便稍干,餐后2 h血糖8.7 mmol/L。守方续服,隔日1剂,治疗12周后以上诸症皆消。

【按语】 患者为中年男性,公务员,应酬较多,嗜食肥甘厚味,碍气之运化,损伤脾胃功能而致脾气虚。脾虚不能布散津液于全身,濡养机体,故全身乏力;脾虚不能输布津液上承于口,故口干;脾气虚,推动胃肠蠕动功能减弱,导致大便干结,大便多日一行;舌脉亦为脾气虚的征象。平日以静坐为主,运动量少均影响气的运行。治当益气健脾,给予具有益气健脾功效的参术调脾饮,笔者认为,该方为益气健脾之经方,用于调理脾虚证疗效甚佳。脾虚得到改善,精微正常输布于全身,故口渴症状缓解,同时,提高机体的"正气",全身乏力的症状亦减轻。早晨易醒,考虑可能为气机短时间运行恢复正常,营气、卫气功能尚未达到平衡,卫气过早运行,故易早醒。调整药物为党参、山药、白术、茯苓、甘草,每日1剂,治疗6周后精神佳,口干、乏力症状消失,大便稍干,治疗12周后以上诸症皆消,其中大便稍干的症状可能与因长期服药调理,机体的气机达到最佳状态,或者与白术双向调整胃肠功能有关。同时餐后2 h血糖稳定在6.4 mmol/L左右,波动较小。

参考文献

[1] 柳燕,方朝晖.从脾论治糖耐量减低的临床意义[J].中医杂志,2013,54(12):1007-1009.

[2] 赵进东,方朝晖.方朝晖诊治糖耐量减低经验[J].辽宁中医杂志,2013,40(8):1543-1544.

[3] 方朝晖,赵进东,王建和,等.基于三早防治体系采取中医综合方案干预糖耐量减低的临床应用[J].成都中医药大学学报,2013,36(3):90-92.

第四节　糖尿病周围神经病变

一、概述

糖尿病周围神经病变又称多神经病变,主要临床特征为四肢远端感觉、运动障碍,是以对称性的疼痛和感觉异常为主要表现,疼痛多为闪电痛、刺痛、烧灼痛,并可伴有四肢冷凉,皮肤蚁行感、袜套感,晚期肌肉可发生萎缩,从而肢体失用,西医对其发病机制尚不明确,目前缺乏特异性的治疗手段[1]。笔者认为其属于消渴痹证、血痹、消渴痿痹等,认为饮食不节,情志不遂,烦劳过度,发为消渴是本病的肇端[2]。消渴病情未得辨证择因,继而迁延,正气日衰,气血失和,气虚无力运血,血液黏滞,仄涩不通,筋脉、肌肤、骨髓失养,日久耗伤肝肾精血,化风走窜,终致其病。笔者治疗糖尿病周围神经病变以络病辨治思想贯穿始终,用方灵巧,从不同角度牢牢提挈"通络"二字,使营卫得荣,痰瘀得化,其在治法上或息风通络、滋养肝肾,或化瘀通络、培生新血,或祛湿通络、清热解毒[2]。

二、病案举例

案 1.

> 血糖久病肌肉痛,气滞瘀阻络不通。
> 化瘀通络培新血,审证求因效峥嵘。

患者,男,64 岁,2018 年 6 月 12 日初诊。

【主诉】 发现血糖升高 6 年余,伴全身肌肉疼痛 2 月余。

【病史】 患者自诉 6 年前因体检发现血糖升高,诊断为 2 型糖尿病,2018 年 4 月曾于安徽省中医院住院,予降糖、营养神经、改善循环等对症治疗,症状好转后出院。后渐出现全身肌肉刺痛,痛处不固定,两侧脚踝酸痛,伴手足麻木、发凉、怕冷,头部偶有昏沉感。目前用药:门冬胰岛素 30(早 24 IU,中 4 IU,晚 9 IU,皮下注射)。平素血糖控制不佳,自测空腹血糖波动在 5.0~10.0 mmol/L,餐后 2 h 血糖波动在 7.0~10.0 mmol/L,有低血糖史。

刻下:纳可,寐因痛欠安,二便尚调。舌红,苔薄白微腻,脉弦数。

【诊断】 西医诊断:糖尿病周围神经病变;中医诊断:消渴痹证(阴虚血瘀证)。

【治法】 益气通络,化瘀止痛。

【处方】 当归 15 g,延胡索 15 g,苏木 12 g,肉苁蓉 12 g,天麻 20 g,炙黄芪 30 g,桑寄生 15 g,宣木瓜 20,北细辛 3 g,土牛膝 12 g,杭白芍 15,炙甘草 8 g。14 剂,水煎服,每日 1 剂,分 2 次餐后服用。西药予门冬胰岛素 30 续用,依帕司他 50 mg,每日 3 次,仙灵骨葆胶囊 3 粒,每日 3 次,口服。

【复诊】 2018 年 6 月 18 日二诊。患者诉全身肌肉刺痛较前好转,两侧脚踝未见明显酸痛,仍有手足麻木、发凉、怕冷症状,头部昏沉感消失,二便正常,舌淡红,苔薄黄微腻,脉细数。辅助检查:2018 年 6 月 26 日空腹血糖 8.2 mmol/L。在原方基础上去天麻,加川芎 12 g,续进 14 剂。

2018 年 7 月 5 日三诊。患者自觉症状较前好转,全身肌肉刺痛较前少发,以夜间为主,手足麻木、发凉、怕冷症状较前好转,纳寐可,二便调,守原方加鸡血藤 15 g,去土牛膝,续进 14 剂。

【按语】 该患者年过六旬,糖尿病病程时间长,阴津亏损,燥热偏盛,以阴虚为本,燥热为标,病久后阴愈虚而燥热愈盛,燥热愈盛而阴愈虚。阴虚热毒蒸涸经络气血,血行不畅,痹阻不通,气机不畅,可致气滞血瘀。阴虚不解,血瘀愈甚,进一步致气滞不通,气机逆乱,精微不达四肢百骸,故四肢不濡,手指不能摄物而麻木,肌肉疼痛无力。《素问·五脏生成》载:"足受血而能步,掌受血而能握,指受血而能摄。"人体的各项运动需要血液的渗透,瘀血去而新血乃生,新血生则津液充足,阴津充则气行顺畅,血虚日久,不能濡养筋脉、肌肤,或血虚生风,风胜则动摇不定,瘀血与新血互为因果,互为根结。笔者认为瘀血不仅是病理产物,亦是病理因素[3],故重化瘀通络,益气和营,使八脉得通,气血得复。瘀血既已生成,阻滞于经络,气血不能濡养脏腑皮毛,日久累及肝肾阴阳气血,致其不足,故有两侧脚踝酸痛,生风后头部偶有昏沉感,且善动不居,游走攻窜,动摇不定,故刺痛,痛处不固定,伴手足麻木、发凉、怕冷。全方首选炙黄芪,托正气于肌表,配伍活血化瘀药之当归、苏木、延胡索、白芍,气行则血行,气生则血生,加上辛窜通络、通利关节之品,止痛而肢体利;辅以补肾养阴之肉苁蓉、桑寄生,息风平肝之天麻,从源头上滋润涸泽。经络之壅遏日久,故后诊加川芎、鸡血藤等活血化瘀通络之品,使药力易达病所。人体的各项运动需要血液的渗透,瘀血去而新血乃生,新血生则津液充足,阴津充则气行顺畅,血虚日久,不能濡养筋脉、肌肤,或血虚生风,风胜则动摇不定,瘀血与新血互为因果,互为根结。平素笔者在选用补气药物时,首选太子参,益气健脾,生津润肺;加以黄芪托正气于肌表,配伍活血化瘀药之白芍、牡丹皮、水蛭,气行血行,然并不忘以生地黄、麦冬等养阴生津,使阴血相依附。叶天士曾云:"凡消渴之病,必因阳盛阴亏,津液内涸所致……犹恐不能直入病所,又以辛香走窜之品引其入里。"故笔者在配伍中往往佐以少量辛药,如桂枝、细辛等,辛香通散,开经络之壅遏。

案 2.

> 关节疼痛肢麻木,湿热中阻经络堵。
>
> 辛通苦降健脾气,清热利湿郁结去。

患者,男,67 岁,2016 年 8 月 10 日初诊。

【主诉】 血糖升高 4 年余,伴关节疼痛、麻木半年余。

【病史】 患者自诉 4 年前因口干多饮就诊于当地医院,空腹血糖 11.9 mmol/L,诊断为 2 型糖尿病,予二甲双胍 0.5 g,每日 3 次,格列齐特 80 mg,每日 1 次,口服至今,平素未正规监测血糖。近半年来,易感疲劳乏力,体重减轻 3 kg。辅助检查:空腹血糖 9.8 mmol/L,糖化血红蛋白 7.0%,糖基化终产物值 78.9 mg/L,尿酸 208 μmol/L。

刻下:纳差,头晕,时感右足踝关节及双膝关节有疼痛感,或双足麻木不仁,睡眠不安,二便尚调,舌淡红,苔薄黄腻,脉滑细。

【诊断】 西医诊断:糖尿病周围神经病变;中医诊断:消渴痹证(湿热痹阻证)。

【治法】 清热通络,活血化瘀。

【处方】 茯苓 10 g,茯神 12 g,牡丹皮 15 g,炒白术 12 g,细辛 3 g,鸡血藤 10 g,桑寄生 15 g,川牛膝 12 g,怀牛膝 12 g,当归 12 g,黄芩 12 g,栀子 12 g,络石藤 12 g,桂枝 10 g,地龙 10 g,炙甘草 8 g。14 剂,水煎服,每日 1 剂,分 2 次餐后服用。西医予二甲双胍 0.5 g,每日 2 次,甲钴胺 0.5 mg,每日 3 次;肌电图检测:正中神经、尺神经的运动、感觉功能;腓肠神经、腓浅神经的感觉功能;腓总神经、胫神经的运动功能。

【复诊】 2016 年 8 月 27 日二诊。患者诉右足踝关节及双膝关节仍疼痛,麻木减轻,纳欠佳,大便先干后溏,小便正常,舌淡红,苔薄黄微腻,脉细濡。辅助检查:2016 年 8 月 11 日肌电图提示腓肠神经、腓浅神经的感觉功能减退;胫神经的传导速度降低。在原方基础上加炒山楂 12 g,薏苡仁 20 g,白及 8 g,去黄芩、栀子,续进 21 剂。

2016 年 9 月 20 日三诊。患者自觉症状较前好转,右足踝关节疼痛较前减轻,活动后即不痛,尚有双膝关节疼痛,双足麻木不仁较前好转,食欲增强,无头晕,无口干多饮,二便调,守原方加炙黄芪 30 g,去茯苓、茯神。续进 21 剂口服。另外,用足浴方 14 剂,组方:黄芪 30 g,花椒 15 g,威灵仙 30 g,川牛膝 30 g,赤芍 30 g,川芎 20 g,桂枝 20 g,黄柏 20 g,细辛 10 g,附片 10 g,络石藤 30 g。

半年后上述症状基本缓解。随访 1 年,临床初愈。

【按语】 时值仲夏,患者纳差,头晕,时感右足踝关节及双膝关节有疼痛感,或双足麻木不仁,睡眠不安,二便尚调,舌淡红,苔薄黄腻,脉滑细,乃湿与热邪相合。患者久病消渴,燥热亢盛,伤津耗气,必为气阴两虚,然却以湿热阻络为主,其湿聚热盛,蕴于经络,经络壅塞,气血闭阻不通,结而为瘀。拟辛通苦降、活血化瘀、宽中健脾之剂。方中茯苓、茯神健脾安神,配合白术以复脾胃运化之功;细辛通经脉,破郁结,《神农本草经》言其"百节拘挛,风湿痹痛,死肌"。《长沙药解》载:"细辛⋯⋯驱寒湿而荡浊,最清气道,兼通水源⋯⋯利肺胃之壅阻,驱水饮而逐湿寒。"携鸡血藤、牡丹皮、川牛膝、怀牛膝、络石藤、地龙通经活络。且地龙清热利水。配以黄芩、栀子二味皆苦寒之品,苦能燥湿,寒能清热,但又凉血而不留瘀,活血而不妄行;恐诸药寒凉冰伏湿遏,加桂枝以稍燃助通。诸药合用,则湿热俱去,络脉轻巧。然湿热难去,又值长夏,人与自然相应,故湿热缠绵,笔者在原方基础上加炒山楂 12 g,薏苡仁 20 g,白及 8 g,去黄芩、栀子,续进 21 剂。待湿热去除大半,则可稍有温补,加炙黄芪 30 g,气行则血行,气通则湿动。外用配合足浴洗剂,《金匮要略·脏腑经络先后病脉证并治》记载:"腠者,是三焦通会元真之处,为血气所注;理者,是皮肤脏腑之文理也。"皮腠为津液渗泄之所,与三焦的元气和津液相通。足浴可使药力迅速到达局部,温经通络,活血止痛,正合糖尿病周围神经病变阴虚、阳虚、血瘀等复杂的病机特性。

参考文献

[1] 仝小林. 糖尿病中医防治指南[M]. 北京:中国中医药出版社,2007:25-38.

[2] 吴袁元,张佳乐,方朝晖,等. 方朝晖教授运用"久病入络"思路治疗糖尿病周围神经病变经验[J]. 陕西中医药大学学报,2017,40(6):18-21.

[3] 程森华,方朝晖. 糖尿病微血管病变从阴虚血瘀论治探析[J]. 安徽中医学院学报,2012,31(4):7-10.

第五节　糖尿病性肠功能紊乱

一、概述

随着饮食结构及生活方式的改变,2 型糖尿病表现较高的发病率,由于大部分患者对本病的关注度较弱,本病引发的并发症亦有较高的发生率。其中,肠道功能紊乱比较多见,初步统计有过半的糖尿病患者有胃肠功能紊乱的表现,最为多见的表现有腹胀、腹泻、餐后不适及便秘等。现代医学治疗糖尿病性肠功能紊乱主要以调控血糖合并促进胃动力等对症处理,可有改善,但难以根治。中医根据糖尿病临床表现,可将其归属于中医学"消渴"范畴。《兰室秘藏·大便结燥论》云:"若饥饱失节,劳役过度,损伤胃气,及食辛热味厚之物而助火邪,伏于血中,耗散真阴,津液亏少,故大便结燥。"《医学正传·秘结》曰:"肾主五液,故肾实则津液足,而大便滋润,肾虚则津液竭而大便结燥。原其所由,皆房劳过度,饮食失节,或恣饮酒浆,过食辛热,饮食之火起于脾胃……以致火盛水亏,津液不生,故传道失常,渐成结燥之证。"笔者认为消渴之便秘,病在胃火,以善食消瘦为见证。治以清泄阳明之热为主。热甚燥结,酌用釜底抽薪之法;攻下之意在通泄火郁;重剂轻投,缓下泄热,不可责效于下。消渴之证本多虚,急攻峻下去火泄热,气阴随之耗,其燥愈增,随即复结。当中消久病,气阴转衰,过用大寒、攻下之品,失缓急之制,以致上热未除,中寒复起,中气受损,脾精不摄,则津液不生。四脏失养,病转不能食,脘胀;治当养脾益气,摄气生津。关于糖尿病性肠功能紊乱,《素问·太阴阳明论》中载:"食饮不节,起居不时者,阴受之……阴受之则入五脏……则䐜满闭塞,下为飧泄,久为肠澼。"笔者[1]认为消中既久,火烁阴虚,阴津虚则气失化源,气阴两虚,脾胃失濡,脾胃不能运化水谷,可见饮食不振,胃脘胀闷;精微不输百骸,肌肤失濡,见体倦形瘦;水谷精微不固,下注膀胱则溲多且有甜味;脾运失司,小肠受盛及大肠传导功能失常,则水反为湿,谷反为滞,合污而下见泄泻。另外,脾肾阳虚,命门火衰,不能助脾胃腐熟水谷、运化精微,脏腑失濡。肾阳亏虚,阳气难以升发蒸腾,阴气盛极而下行作泻,症见肠鸣腹泻,完谷不化。总之,腹泻总属脾胃气衰,谷精失守;脾肾阳虚,命门火衰。笔者根据多年临床经验总结,认为糖尿病性肠功能紊乱病机特点为阴虚为本,燥热为标;气阴两伤,阴阳俱虚;脾胃肾功能失调,大肠传导失司。

二、病案举例

案1.

> 糖泻总属脾肾亏,传导失司及大肠。
> 温肾健脾为总则,四神加减功效强。

张某,男,48岁,2018年5月9日初诊。

【主诉】 大便不成形14日,近2日腹泻加重。

【病史】 患者自述2008年于当地县医院体检,空腹血糖8.7 mmol/L,餐后2 h血糖12.8 mmol/L,糖化血红蛋白7.8%,尿糖(+),尿微量白蛋白50 mg/L。经查胰岛功能,诊断为2型糖尿病。予二甲双胍、阿卡波糖治疗,但用药不规律。平素未予以血糖监测,近2周大便时溏时稀,清晨必泻,稍食油腻则加重,进食后胃脘部有不适感,今晨测空腹血糖8.9 mmol/L,餐后2 h血糖11.2 mmol/L,糖化血红蛋白8.4%,尿糖(++),尿微量白蛋白65 mg/L。半年前体检的胃镜示慢性浅表性胃炎。

刻下:已过立夏时节仍形寒肢冷,喜温喜按,腰膝酸,健忘,小便泡沫多,自诉近两年性功能下降,舌淡,苔白,舌边有齿印,脉细弱。

【诊断】 西医诊断:糖尿病性肠功能紊乱;中医诊断:消渴、腹泻(脾肾阳虚证)。

【治法】 温肾健脾,固涩止泻。

【处方】 茯神20 g,茯苓20 g,肉豆蔻15 g,补骨脂9 g,五味子9 g,吴茱萸9 g,黄芪30 g,鸡内金10 g,白术10 g,大枣6 g(去核)。7剂,水煎服,每日1剂,分早晚服,忌油腻辛辣寒凉之品。降糖药调整为二甲双胍肠溶胶囊1粒,每日2次;阿卡波糖50 mg,每日3次;格列齐特缓释片1片,每日1次;苁归益肾胶囊3粒,每日3次。

【复诊】 2018年5月16日二诊。自述便溏已基本缓解,复诊血糖基本稳定,但仍形寒肢冷,小便泡沫多,勃起功能有障碍,纳食可,寐可,舌淡,苔薄白,舌边无齿痕,脉弱。原方去五味子、白术、肉豆蔻,加肉苁蓉10 g,淫羊藿9 g,

熟地黄 6 g,麦冬 6 g。14 剂,水煎服。嘱其忌房事 2 周。降糖药沿用,用法同上。

2018 年 5 月 28 日三诊。患者因事需外出故提前 2 日来诊,诉诸症均好转,纳可,寐可,二便调。嘱剩余 2 剂服完,调整为丸剂,即肾气丸。降糖药沿用。

【按语】 此患者为典型的糖尿病引起的肠紊乱。《素问·太阴阳明论》曰:"饮食不节,起居不时者,阴受之……阴受之则入五脏……下为飧泄。"脾主升清,脾虚则大便溏,稍食油腻则加重。若血糖值大于 10 mmol/L,便达到肾糖阈,糖分则会跟着尿液排出,此时所丢失的糖分即属于脾所运化的水谷精微。此患者合并肾阳虚,则五更泄泻,已过立夏时节仍形寒肢冷,喜温喜按,小便泡沫多为蛋白的丢失,肾主骨生髓,脑为髓之海故肾虚则健忘。李用粹也认为"五脏之精华,悉运乎脾……脾健而津液自化""急则治其标",治疗以四神丸温肾止泻,加用茯苓、茯神、白术健脾气,五味子涩肠止泻,鸡内金助消食。全方共用,恰合病机。二诊因急症已消,"缓则治其本",故加温肾壮阳药合熟地黄以阴中求阳,结合消渴阴虚的病机,加麦冬养阴生津。

案 2.

泄泻初起归脾胃,日久肾阳必受累。

健脾参苓白术配,肾虚温阳四神备。

谢某,男,54 岁,2017 年 8 月 6 日初诊。

【主诉】 腹泻半年余。

【病史】 患者诉糖尿病病史 8 年,多食易饥,食后脘腹胀满,口干多饮,消瘦倦怠,面色萎黄,少气懒言,腰膝酸软,尿频、大便溏泄,1 日 2～3 次;舌淡,苔白,脉沉细。实验室查:空腹血糖 10.4 mmol/L,尿糖定性(＋＋)。大便常规正常。

刻下:面色萎黄,少气懒言,腰膝酸软,尿频、大便溏泄。

【诊断】 西医诊断:糖尿病性肠功能紊乱;中医诊断:消渴、泄泻(脾虚失运、肾阳亏虚证)。

【治法】 健脾和胃,温肾止泻。

【处方】 党参 15 g,茯苓 15 g,黄芪 15 g,山药 15 g,白术 12 g,扁豆 12 g,

薏苡仁 12 g,五味子 12 g,桔梗 12 g,补骨脂 10 g,砂仁 10 g,肉豆蔻 10 g,吴茱萸 10 g,甘草 8 g。水煎服,每日 1 剂,共 14 剂。西医降糖药按原方继服。

【复诊】 2017 年 8 月 6 日二诊。腹泻症状缓解,腹泻日 1 次,仍口干,腰酸痛,体倦乏力。原方加熟地黄、杜仲各 15 g,山茱萸、枸杞子各 10 g,共助滋肾温阳,健脾止泻;配合穴位敷贴脾俞、胃俞、肾俞、中脘、天枢等穴。后通过电话随访,患者诉腹泻症状消失,嘱其注意饮食,忌辛辣寒凉刺激之品,定期检测血糖。

【按语】 脾胃同居中焦,两者互为表里,脾主运化,胃主受纳,脾气主升,胃气主降,一升一降,故气机升降相因、水谷纳运协调。笔者认为脾湿困浊、胃气不利,则腹泻、腹胀不适。久病者,疾病累及于肾,肾气不足,阳气无以为生,则腹泻不止,肾气不行、腑气不通则腹胀。因此,治疗上笔者以健脾补气、补肾温阳为主,同时配合穴位敷贴,所选穴位具有双向调节、维持肠道功能稳定的作用,适用于糖尿病性肠道功能紊乱患者的治疗。四神丸是治疗五更泄之名方,在临床运用中,多用于治疗多种慢性消化道疾病。研究发现四神丸及其拆方二神丸、五味子散,以及单味药五味子、吴茱萸对家兔离体肠管的自发活动有明显抑制作用;四神丸加砂仁、白芍、白术等作用于小鼠能适当减少泄泻稀粪点数,并能降低小肠推进率。此外,四神丸能减少大黄、蓖麻油引起小鼠腹泻的次数,并能抑制正常小鼠和拮抗溴吡斯的明小鼠的炭末推进率。这表明四神丸具有良好的涩肠止泻作用,其可能是通过阻断抗胆碱酯酶药与胆碱酯酶的结合和直接作用于胃肠道平滑肌而抑制小肠推进的速度。可见,四神丸对于治疗消化道疾病有着良好的现代药理学基础。

参考文献

[1] 陈志,方朝晖.方朝晖治疗糖尿病性肠功能紊乱经验撷菁[J].中医药临床杂志,2018,30(12):2215-2217.

第六节　糖尿病合并失眠

一、概述

糖尿病合并失眠属中医学"消渴合并不寐"的范畴,是 2 型糖尿病比较常见的一种并发症。患者轻则睡眠质量下降,多梦易醒,重则辗转反侧,整夜难以入睡。根据有关研究表明,糖尿病患者失眠的发生率与常人相比,明显增加[1]。糖尿病患者长期失眠容易导致糖代谢紊乱,血糖控制不佳,则病情加重,而且血糖控制不佳往往会导致患者多个脏器受损,自主神经功能紊乱,又会进一步加重糖尿病患者的失眠情况[2]。有关研究表明,糖尿病是一种身心疾病,发病前多有情绪抑郁等多种不良情绪,这些不良情绪往往也会导致糖尿病患者失眠的发生[3]。另外,患者由于长期睡眠不足,精神不振、低迷,心理敏感,情绪激动,导致患者生活质量下降。故此,失眠的治疗对于糖尿病疾病本身的控制具有重要意义,治疗失眠将更有利于患者糖尿病的治疗,两者往往互为因果,紧密相连。

消渴不寐属于继发性睡眠障碍,古代医籍中虽未明确提出“消渴不寐”一词,但两者在病因上的紧密联系,为消渴并发不寐提供了重要的理论依据。笔者认为,肝与睡眠的关系密切,肝的生理功能正常是保障人体睡眠正常的重要条件之一,糖尿病病机多为气阴两虚,阴虚燥热,但肝失疏泄、肝气郁滞也是导致糖尿病合并失眠的重要原因之一。故此,在糖尿病合并失眠的治疗上,笔者多采用益气养阴、疏肝解郁之法,取得了较好的临床疗效。

二、病案举例

案 1.

> 消渴金水燥土伤,阴阳失交不得眠。
>
> 枣仁除烦清虚热,安然入睡梦乡甜。

李某,男,53 岁,2018 年 9 月 5 日初诊。

【主诉】 失眠 1 年,加重 1 个月。

【病史】 患者 2009 年于社区医院体检发现血糖升高,诊断为 2 型糖尿病。既往曾口服多种降糖药物治疗,血糖控制一般,3 年前开始采用胰岛素治疗,平素血糖控制尚可。患者 1 年前因压力较大开始出现失眠症状,近 1 个月加重,主要表现为辗转反侧,入睡困难,多梦易醒,醒后难以入睡,曾间断服用安眠药治疗,疗效一般,故求诊于笔者,请求中药调理。

刻下:神疲乏力,面容憔悴,时有口干,舌红,苔薄白,脉细数。

【诊断】 西医诊断:糖尿病合并失眠;中医诊断:消渴不寐(气阴两虚证)。

【治法】 益气养阴安神。

【处方】 酸枣仁 30 g,知母 15 g,五味子 10 g,合欢花 15 g,生地黄 15 g,黄芪 30 g,柏子仁 10 g,生龙骨 10 g(先煎),生牡蛎 10 g(先煎),夏枯草 10 g,首乌藤 10 g,白术 15 g,茯苓 15 g,甘草 3 g。21 剂,水煎服,每日 1 剂,分 2 次服用。并嘱患者清淡饮食,适量运动,保持心情舒畅。

【复诊】 2018 年 10 月 2 日二诊。患者诉睡眠较前改善,偶有口干、神疲乏力。根据效不更方原则,继予原方服用,30 剂,用法同前。

2018 年 11 月 7 日三诊。患者诉睡眠较前明显改善,口干减轻,仍偶有神疲乏力。调整方剂,于上方中,加入党参 30 g 以增加补气之力。用药 1 个月后,患者诉失眠症状基本消失,随访半年后未复发。

【按语】 笔者认为,糖尿病失眠属于继发性失眠。我国古代医家虽未明确提出消渴不寐这一病名,但是这两者之间的关系密不可分,为本病的治疗提供了重要的理论基础。患者为中年男性,消渴日久,耗气伤阴,心神失养,心神不宁故可导致失眠;患者长期失眠,肝气不疏,肝气郁滞,故见神疲乏力。治宜益气除烦,滋阴养血。方中酸枣仁性平味酸甘,入心、肝二经,有养血除烦、宁心安神之功效,为治疗心肝阴血亏虚而导致失眠之要药。生地黄、知母具有清热泻火滋阴之效,可专治因虚烦引起的失眠。笔者认为消渴后期还可见气阴两虚夹瘀之证,黄芪为补气之要药,合欢花、五味子均有养阴安神、清肝泻火之功效,气为血之帅,三者共奏益气滋阴活血之效。首乌藤有养血安神之功效,常与合欢花合用,在治疗阴虚血少之失眠中往往有奇效。夏枯草入肝经,有合阳养阴之功,清热去肝火,可用来治疗肝郁化火、失血过多所引起的失眠。柏子仁性平味甘,有养心安神之功效,入心、肾经,善治因心肾不交、阴虚烦躁所引起的失眠。生龙骨、生牡蛎重镇安神,滋阴潜阳,可以宁心安神,有事半功倍之效。甘草调和诸药,为使药。全方益气养阴,助阳益阴而和里,补肾宁心,和血安神,神安而自眠。患者伴有神疲乏力,少气懒言,故加用茯苓、白术等药物补益心脾。患者三诊时诉仍有神疲乏力,故加用党参以增强补气之力。

案 2.

> 肝主疏泄理条达,肝郁气滞久化火。
> 柴胡疏肝解郁滞,疏肝行气安神功。

刘某,男,53 岁,2016 年 7 月 17 日初诊。

【主诉】 失眠 1 月余。

【病史】 患者 5 年前于当地医院体检发现血糖升高,确诊为 2 型糖尿病,予以二甲双胍治疗,平日未规律服用,血糖控制一般。后因患者平日餐后血糖较高,再次就诊于当地社区医院,予以加用阿卡波糖治疗。患者规律服药后,血糖控制尚可。平日偶有失眠,患者自述 1 个月前与人争执后情绪波动较大,失眠加重,表现为入睡困难,睡后易醒,醒后难以入睡,每晚睡眠时间约 4 h。曾就诊于外院,予安眠药治疗,效果一般,故就诊于安徽省中医院,请求中药调理。

刻下:神疲乏力,善太息,头晕健忘,舌红,苔黄白腻,脉弦滑。

【诊断】 西医诊断:糖尿病合并失眠;中医诊断:消渴不寐(肝郁痰扰证)。

【治法】 疏肝解郁,重镇安神。

【处方】 柴胡 12 g,香附 12 g,川芎 12 g,枳壳 10 g,陈皮 10 g,白芍 12 g,甘草 8 g,黄连 6 g,生地黄 10 g,茯苓 15 g,法半夏 10 g,生龙骨 30 g(先煎),生牡蛎 30 g(先煎)。15 剂,每日 1 剂,水煎,分 2 次服。嘱患者继续监测血糖,规律服药,畅情志,注意饮食,劳逸结合,适当锻炼。

【复诊】 2016 年 8 月 4 日二诊。患者诉平日家中自测空腹血糖波动于 7～9 mmol/L,餐后血糖未测,睡眠较前有改善,每日睡眠时间增加至 4～5 h,头晕症状缓解,偶有太息,仍有健忘、神疲乏力等症状。根据效不更方原则,嘱患者原方继续服用。平日在家监测空腹、三餐后与睡前血糖,规律服用中药与西药。

2016 年 8 月 20 日三诊。患者诉平日家中自测空腹血糖波动于 6.5～7 mmol/L,三餐后血糖波动于 8.5～9 mmol/L,睡眠较前进一步改善,每日睡眠时间可达 5～6 h,偶有神疲乏力,余症较前减轻。调整方剂,加白术 20 g,上方续服 4 周,失眠症状基本消失,随访 3 个月后未复发。

【按语】 笔者认为肝失疏泄是消渴不寐的一个重要病因。肝失疏泄,肝郁气滞,久郁化火,上灼肺津,中消胃阴,下耗肾精,阴津耗伤,燥热偏盛,发为消渴;肝郁日久化火,邪火扰动心神,火扰神明则不寐。笔者认为此类不寐可发生于消渴的各个阶段,疏肝滋阴,调整阴阳,病可愈。本病患者消渴日久,耗阴伤气,气机逆乱,肝气上扰引起失眠、头晕健忘。治以疏肝解郁,重镇安神。

本方柴胡功善疏肝解郁,香附理气疏肝,川芎活血行气,香附与川芎二药相合,助柴胡疏肝解郁,并增行气活血之效。陈皮、枳壳理气行滞,白芍、甘草养血柔肝,缓急止痛。黄连苦寒,清心火而除烦,生地黄滋阴,滋肾水,心肾相交,水火相济,茯苓补益心脾,法半夏燥湿化痰,生龙骨、生牡蛎镇静安神,平肝潜阳。诸药相合,共奏疏肝行气、泻热安神之功。复诊时患者诉仍有神疲乏力等症状,故加用白术补益心脾。笔者主张"未病先防,既病防变",认为在采用药物治疗糖尿病合并失眠的过程中,还需要注重患者的日常调养。总体来说,就是患者在日常生活中应该畅情志,慎起居,保持积极乐观的心态。控制饮食,日常饮食应该做到有节有度,不要过食肥甘厚味。适当运动,平日可以多做一些如太极拳、五禽戏之类的养生防病的运动。只有药物治疗与日常调养相结合,才能更有效地治疗糖尿病合并失眠。本病若是迁延日久,往往会对患者的身心健康造成严重影响[4]。

参考文献

[1] 梁熙东.201例住院糖尿病患者睡眠质量调查分析[D].北京:北京中医药大学,2012.

[2] 张志芳,李全民.糖尿病与睡眠的相互关系[J].医学与哲学:临床决策论坛版,2011,32(2):56-58.

[3] 赵晶,娄培安,张盼,等.2型糖尿病患者焦虑和抑郁现状及危险因素的研究[J].中国糖尿病杂志,2014,22(7):615-619.

[4] 章妙玉.足浴按摩配合中医情志护理对住院2型糖尿病失眠症的效果评价[J].浙江医学教育,2013,12(5):42-44.

第七节　糖尿病合并便秘

一、概述

便秘是2型糖尿病临床常见的症状之一,属于糖尿病并发神经病变的一种,60%的糖尿病神经病变者存在便秘[1,2]。现代医学认为糖尿病引起内脏自主神经功能障碍,交感神经兴奋过度,抑制胃肠运动,肠蠕动缓慢引起便秘[3,4]。其特征为大便干结,排便费力,难以解出,便次减少,粪便滞留时间过长,一般2~3日或5~10日,有的个别患者甚至停留2周以上,更甚者需洗肠才能通便。对于糖尿病患者来说,便秘又是引起血糖不稳定的因素之一,也是诱发其他并发症的因素之一。对其治疗尚无特效药,多采用胃动力药、缓泻剂等,对于严重便秘者给予开塞露或定期灌肠,但效果均不够理想[5]。中医学认为糖尿病便秘属中医消渴之变证,消渴日久,阴阳平衡失调,脏腑功能紊乱,变证丛生[6-8]。糖尿病合并便秘多由饮食不节、情志失调、劳欲过度引起肠道失润所致,中医药治疗糖尿病合并便秘有其独特的优势。

二、病案举例

案 1.

> 肾虚津液竭,消渴久不愈。
> 脾胃虚无力,易引发便秘。

赵某,女,45 岁,2017 年 6 月 14 日初诊。

【主诉】 慢性便秘 8 年余,近 4 日大便未行。

【病史】 患者有 2 型糖尿病病史 8 年,就诊时诉平素便秘,大便 4 日未解,伴腹部胀满不适,手足不温,饮食尚可,睡眠欠佳,舌淡暗,苔白,脉弦。

刻下:大便 4 日未解,腹部胀满,手足不温,睡眠欠佳,舌淡暗,苔白,脉弦。

【诊断】 西医诊断:2 型糖尿病、便秘;中医诊断:消渴、便秘(气机郁滞、腑气不通证)。

【治法】 疏肝理气,通腑消痞。

【处方】 佛手 10 g,木香 6 g,枳壳 10 g,厚朴 10 g,香附 10 g,青皮 10 g,柏子仁 20 g,火麻仁 10 g,番泻叶 3 g。7 剂,每日 1 剂,早晚温服。

【复诊】 2017 年 6 月 21 日二诊。患者自诉大便每日一行,但仍排出不顺,偶有腹胀,怕冷,舌淡暗,苔白,脉沉。上方去番泻叶加肉苁蓉 10 g,杜仲 10 g。7 剂,每日 1 剂,早晚温服。

2017 年 6 月 28 日三诊。患者自诉大便调,每日 1 次,腹胀明显缓解,纳寐可。

【按语】 笔者认为糖尿病患者常有便秘的临床表现,老年人多见,并且认为老年糖尿病患者便秘以虚证为主,实证少见,其主要病机是脾肾功能失调、气虚津亏。因糖尿病患者饮食不节,损伤脾胃,而脾为后天之本,气血生化之源,脾虚运化之力减弱,则气血生化不足,气虚则大肠传化无力,血虚则津枯肠道湿润,导致便下无力,大便艰涩。久病及肾,肾主一身阴阳、水液,且司二便,《医学正传·秘结论》云:"肾主五液,故肾实则津液足,而大便滋润,肾虚则津液竭而大便结燥。"消渴日久不愈,或年老体弱,或久服泻下之剂,脾胃虚弱,升降失常,传运无力,则更易引发便秘。气虚加津亏之原始病因,则大便无力且较干结。故脾肾功能失调、气虚津亏是本病的根本。《素问·经脉别论》曰:"饮入于胃,游溢精气,上输于脾,脾气散精,上归于肺,通调水道,下输膀胱,水津四布,五经并行。"《灵枢·决气》云:"中焦受气取汁,变化而赤是谓血。"说明津液与血液都来自水谷,且可以相互转化。患者由于饮食失节,恣食肥甘厚味,嗜酒豪饮,损伤脾胃,湿困中焦,胃失受纳,脾失健运,致所食水谷肥甘不能化生精微,反成痰浊聚集体内。糖尿病患者既往多食肥甘厚腻之品,痰湿困脾,阻滞气血运行,日久成瘀入络,加之消渴日久气虚津亏,气虚津亏则血运无力,也可致瘀。《诸病源候论·诸痰候》中曰:"诸痰者,此由血脉壅塞,饮水积聚而不消散,故成痰也。"《血证论·咳嗽》中云:"须知痰水之壅,由瘀血使然,但去瘀血则痰水自消。"血中之痰浊是痰与血的混合物,痰瘀互结,进一步阻碍气血运行,故气滞痰瘀阻络,影响周身气血津液的运行,脏腑失养,功能减退,肠道失润,使便秘发生。

案 2.

> 消渴久不愈,年老体弱虚。
>
> 久服泻下剂,脾胃虚无力。

李某,女,68 岁,2017 年 5 月 15 日初诊。

【主诉】 反复大便干结 3 年余。

【病史】 患者患 2 型糖尿病 12 年,近 3 年来血糖控制不理想,经常偏高,大便干结反复发作,3～5 日 1 次,曾使用番泻叶、开塞露等对症治疗,便秘逐渐加重。

刻下:形体消瘦,口干多饮,腹胀纳差,烦躁。舌淡、苔薄乏津,脉细涩。空腹血糖 12.4 mmol/L。

【诊断】 西医诊断:2 型糖尿病合并便秘;中医诊断:消渴、便秘(脾虚肠燥证)。

【治法】 健脾益气,生津润燥。

【处方】 党参 30 g,干姜 9 g,炙甘草 9 g,生白术 30 g,当归 30 g,肉苁蓉 30 g,天花粉 15 g,生地黄 24 g。5 剂,日 1 剂,水煎,分 2 次温服。

【复诊】 2017 年 5 月 22 日二诊。患者诉便秘明显减轻,但仍腹胀口渴,遂以上方加枳实 9 g,粉葛根 18 g,生山药 15 g。10 剂,日 2 剂,水煎,分 2 次温服。

2017 年 5 月 28 日三诊。2 个疗程后,大便每日 1 次,排便顺利,继续巩固 1 个疗程,同时调整降糖药物,诸症消失,空腹血糖 5.9 mmol/L,病情渐趋稳定。

【按语】 笔者认为,《伤寒论章句》称理中汤为"温补中土之第一方也"。方中人参味甘,益气健脾补肺,生津止渴,炙甘草味甘性平,健脾益气,缓急止痛,二药相伍,甘以和阴;白术,《药性本草》言其"味甘,辛,无毒",长于补气健脾,干姜味辛而温,二药相伍,辛以和阳;又党参一味冲和,可化燥气,温而不伤津;干姜能走能守,可以鼓舞党参、生白术之健运,行甘草之迂缓,使补而不滋腻,奠定中土,振奋中气,运化正常,则大便可不攻自通。又有《侣山堂类辩》从方注"渴欲得水者加术"悟出此方大生津液,使组方之意向深处更引一层。故此方治疗糖尿病患者中焦虚寒,运化失常而致的便秘甚为合拍。但不同患者津亏、脾虚、肠燥的程度有轻重之异,病程有长短之分,若以理中汤概而统之,实难收效,常需灵活变通,加减化裁。便秘甚者,可加当归、肉苁蓉、郁李仁等富含膏脂之品以温润大肠,亦可加大生白术用量,可达 60 g 以上;腹胀明显者,酌加枳实补中行滞;气虚甚者加生黄芪,渴甚者加天花粉、干生地、粉葛根等。本方多煎汤内服,长期调理,意在使药效稳定发挥,促进患者排便规律的重新建立,提高综合治疗效果。此与一般通便药只能暂时缓解症状大有不同,不但可使大便得通而不伤正气,也有利于控制糖尿病患者的其他症状,对降低血糖、血脂、血压等均有益处,较单纯降低血糖有事半功倍之效。

案 3.

肉苁蓉温肾益精,牛膝补肝肾腰膝。

泽泻利小便泄浊,生白术补气健脾。

胡某,男,71 岁,2016 年 6 月 12 日初诊。

【主诉】 大便困难 2 月余。

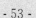

【病史】 有 2 型糖尿病病史。患者于 2 个月前出现大便排出不畅,未行治疗。

刻下:大便每日一行,质稍干,但排出不畅,量少,平素畏寒,腰膝酸冷,偶腹痛,尿频量多,纳眠可,舌淡苔白,脉沉细。

【诊断】 西医诊断:2 型糖尿病合并便秘;中医诊断:消渴、便秘(肾阳虚衰、阴寒凝结证)。

【治法】 温阳通便。

【处方】 肉苁蓉 20 g,牛膝 15 g,泽泻 15 g,黄芪 15 g,黄精 15 g,玉竹 15 g,生白术 15 g,枳壳 10 g。7 剂,日 1 剂,早晚餐后半小时服。

【复诊】 2016 年 6 月 18 日二诊。症状明显好转,大便每日一行,质可,偶欠通畅,量有所增加,夜尿次数减少,时口干,腰酸好转,舌淡苔薄白。原方基础上加石斛 15 g,继服 7 剂。

2016 年 6 月 25 日三诊。大便通畅,每日一行,无口干、腹痛,诸症明显好转。为巩固疗效,继服 7 剂,诸症悉除,未诉明显不适。

【按语】 此患者为消渴之下消,肾阳亏损,温煦无权,寒凝胃肠而致便秘。《景岳全书·秘结》云:"凡下焦阳虚,则阳气不行,阳气不行则不能传送而阴凝于下,此阳虚而阴结也。"方中重用肉苁蓉温肾益精,暖腰润肠;牛膝补肝肾,壮腰膝;泽泻利小便泄肾浊;黄芪、生白术补气健脾,助肠运化;黄精、玉竹、石斛养阴生津,润肠通便;枳壳理气健脾。全方寓通于补,标本同治,既温补肾阳以治其本,又润肠通便以治其标。

案 4.

> 便干难解次数少,阴血亏虚肠中燥。
> 归竹地斛兼麻仁,滋阴养血润肠妙。

张某,男,55 岁,2018 年 6 月 7 日初诊。

【主诉】 患者有 2 型糖尿病 3 年。

【病史】 患者半年前无明显诱因出现大便干结,排便不畅,口服通便药物可缓解症状,药物停服后常反复发作。

刻下:大便 3 日一行,便质干结,排便不畅,口干多饮,夜间明显,小便正常,眠浅易醒,舌淡红,苔薄白,边有齿痕,脉弱。

【诊断】 西医诊断:2 型糖尿病、便秘;中医诊断:消渴、便秘(阴血亏虚、肠失濡润证)。

【治法】 滋阴养血,润肠通便。

【处方】 茯神 15 g,玄参 15 g,玉竹 15 g,细生地 20 g,石斛 20 g,枳实 10 g,桔梗 15 g,麦冬 15 g,全瓜蒌 12 g,全当归 20 g,火麻仁 10 g,首乌藤 20 g。14 剂,每日 1 剂,早、晚餐后半小时服。继续服用口服降糖药。

【复诊】 2018 年 8 月 22 日二诊。便秘症状明显好转,口干口渴症状缓解,偶夜间口干,纳眠改善,舌淡红,苔薄白,脉细。继服上方 14 剂。嘱患者两餐之间可适量进食水果,日常饮食中注意多食蔬菜,注意养成每日定时排便的习惯。

2018 年 9 月 7 日三诊。大便每日一行,便质稍干,排便通畅,无口干口渴,纳眠可,原方去首乌藤、茯神、全瓜蒌,再服 7 剂。后随访,患者大便每日一行,大便通畅。

【按语】 糖尿病便秘是糖尿病自主神经病变累及消化系统的常见临床症状之一,神经病变程度与便秘的发生呈正比关系。发病后严重影响患者的生活质量,同时长期便秘对血糖也有不良影响,对有心、脑、肾、大血管并发症者还能使其并发症加重或促使其发病,特别是对于老年糖尿病患者的危害更大,可诱发心绞痛、心肌梗死、脑出血、猝死、痔疮出血、肛裂、脱肛等疾病。中医学认为,糖尿病属于中医学"消渴"范畴,是以多饮、多食、多尿、形体消瘦,尿有甜味为典型症状的一种疾病。消渴病机在于阴虚为本,燥热为标,病变脏腑主要在肺、胃、肾,分为上消、中消和下消,此患者为消渴之中消,阴亏血燥,大肠液枯,无动行舟,发为便秘。阴液亏虚,故口干口渴,夜间明显。阴血亏虚,心神失其所养,故夜寐差。方中细生地、玉竹、石斛、麦冬滋阴生津;当归养血润肠通便;火麻仁、全瓜蒌润肠通便;枳实、桔梗一升一降,恢复肠道气机;茯神、首乌藤安神助眠。本方在辨证论治基础上多用滋阴养血之品,可改善老年患者本身阴津亏虚的体质,而无伤阳之弊。

参考文献

[1] 单留峰,郭丽芳.益气养阴活血化瘀法治疗 2 型糖尿病临床研究[J].中医学报,2016,31(5):663-666.

[2] 马永顺.健脾益肺方治疗脾肺气虚型糖尿病便秘临床观察[J].辽宁中医药大学学报,2012,14(2):150-151.

[3] 杨文雯,李纪彤. 气血津液辨治功能性便秘[J]. 实用中医内科杂志,2014,28(6):24-25.

[4] 沈艺.加味增液汤治疗气阴两虚型糖尿病便秘的临床观察[D].南京:南京中医药大学,2017.

[5] 张波.杨宝春老中医治疗胃病经验[J].实用中医内科杂志,2011,25(8):7-9.

[6] 郝丽霞,张晋岳,贾跃进.李济春治疗中风病临证经验[J].世界中西医结合杂志,2016,11(6):778-780.

[7] 王明明,黄雪珍,蔡圣朝,等.针刺结合穴位敷贴治疗中风后失语临床经验[J].实用中西医结合临床,2016,16(11):70-71.

[8] 李沙,张智龙.张智龙教授治疗中风偏瘫痉挛状态经验及临证心得[J].四川中医,2014,32(5):15-17.

第八节　糖尿病合并多汗

一、概述

汗证是指人体阴阳失调、营卫不和、腠理开阖不利而引起汗液外泄的病证。现代研究表明,糖尿病泌汗异常的发生率已经占到糖尿病患者的60%以上[1]。本病是糖尿病常见的并发症,其实在糖尿病的早期就可出现,并且随着病程的持续发展会加重,临床上以老年人多见。其主要的表现为汗出异常,包括皮肤肌表出汗增多或者减少,以汗出增多更为常见[2]。糖尿病泌汗异常属于糖尿病自主神经病变之一,因汗腺功能失调而发展为汗液排泄肌表异常,多表现为上半身出汗,尤其是头面部大量汗出,而下肢皮肤出汗较少甚至无汗,伴有干燥、发凉[3]。糖尿病并发出汗异常属于"消渴汗证"的范畴,通常情况下,其病机多为阴阳失调、腠理开阖不固。《素问·宣明五气》云:"五脏化液,心为汗。"笔者认为消渴并发汗证较为常见,其发病状态随病程变化而变化,消渴初期时由于燥热伤阴,损伤元气,营卫失调,腠理不固,则出汗较多。消渴中期由于长期燥热伤阴,津液虚损,导致气阴两虚,阴虚则内热,热迫津液外泄。消渴病程日久,可伤及肾阴,阴虚火旺,虚火内生,正气不足,腠理不密则汗出。或日久瘀血脉络阻滞,气血运行不畅,津液敷布失衡而外泄肌肤,汗出不止。

二、病案举例

案 1.

> 潮热盗汗血糖高,阴液亏虚不敛阳。
>
> 滋阴降火固表汗,增液行舟气血行。

李某,女,64 岁,2019 年 7 月 3 日初诊。

【主诉】 口干多饮 4 年有余,潮热盗汗半个月。

【病史】 患者于 4 年前因口干多饮就诊于医院,检查发现血糖升高,遂予降糖药物口服治疗。目前予二甲双胍 0.5 g,每日 2 次;阿卡波糖 50 mg,每日 3 次,控制血糖。平日监测:空腹血糖波动在 7~8 mmol/L,餐后 2 h 血糖波动在 10~12 mmol/L。

刻下:潮热汗多,夜间尤甚,手足心热,情绪急躁易怒,心悸失眠,夜寐欠佳,纳食一般,小便正常,大便秘结。舌质红,苔黄,脉细数。

【诊断】 西医诊断:2 型糖尿病自主神经病变;中医诊断:消渴汗证(阴虚火旺证)。

【治法】 滋阴清热,固表止汗。

【处方】 当归六黄汤加减。当归 15 g,黄芪 30 g,生地黄 20 g,熟地黄 15 g,黄芩 15 g,黄连 10 g,黄柏 15 g,酸枣仁 30 g,五味子 15 g,浮小麦 30 g,麻黄根 12 g。7 剂,水煎服,早晚分 2 次服。西医继续予以上述降糖药控制血糖。

【复诊】 2019 年 7 月 10 日二诊。患者诉服用药物后自感夜间出汗较前好转很多,手足心发热也较前缓解,仍伴有潮热,夜寐不安,大便秘结,舌红,苔薄黄,脉细数。于上方加入百合 15 g,玄参 15 g,麦冬 15 g,继服 7 剂。

2018 年 7 月 18 日三诊。患者服药后夜间盗汗明显好转,口干多饮缓解,无明显潮热不适,夜寐改善,纳食可,小便正常,大便改善,1 日 1 次。舌淡红,苔薄白,脉细。自测血糖波动在正常范围。故于上方加入竹叶 12 g,继服中药 7 剂以巩固疗效。并嘱患者密切监测血糖,定期复查糖化血红蛋白,健康饮食,适当运动,保持心情愉悦。诸症好转。

【按语】 笔者辨证论治,四诊合参,患者证属阴虚火旺型。患者既往有消渴病史4年余,近半个月出现潮热盗汗,夜间尤甚,口干多饮,心烦易怒,大便秘结,舌质红,苔黄,脉细数。患者消渴日久,伤津耗气,故口渴欲饮。阴阳失调,阴液亏虚不能敛阳,阴虚内热,迫液外泄肌表,发为盗汗。阴虚内热,大肠失于津液濡养,可见大便秘结。肾阴亏虚,虚火内扰,阴津不足,肝血生化不足,属于濡润,故心烦易怒。林珮琴《类证治裁·汗证治论》中"阴虚者阳必凑,多发热盗汗,当归六黄汤",以滋阴降火,固表止汗。加入麻黄根行肌表,固腠理,敛肺固表止汗;浮小麦甘凉,实腠理,固皮毛,固表止汗又养心;五味子五味俱全,善敛肺止汗;酸枣仁养心安神,敛气止汗。二诊患者盗汗较前有所好转,仍有潮热,大便不畅,因津液亏损,故加入玄参、麦冬增液行舟,协助排便;潮热多因阴虚内热,虚火内生,加用百合以养阴清心,宁心安神。三诊诸症较前明显好转,治疗有效,加用竹叶清心除烦。症状好转后,嘱患者注意日常调护,规律服用降糖药,监测血糖。

案2.

> 阴虚为本燥为标,热扰营阴津外泄。
> 泻火除热固表汗,发热盗汗诸症愈。

王某,女,45岁,2019年11月12日初诊。

【主诉】 多饮多尿数年,潮热盗汗2个月,夜间尤甚。

【病史】 患者有2型糖尿病史10余年,平素空腹血糖7~8 mmol/L,餐后2 h血糖11~12 mmol/L。

刻下:口干口苦,头晕烦躁,常自觉阵阵发热,小便频数,大便秘结,盗汗梦遗,胃纳尚可,夜眠欠佳。舌暗红,苔少,脉细数。

【诊断】 西医诊断:2型糖尿病自主神经病变;中医诊断:消渴汗证(肾阴虚证)。

【治法】 滋补肾阴,清泄虚火。

【处方】 当归、生地黄、熟地黄、麻黄根各15 g,黄连、黄芩、黄柏、五味子各10 g,黄芪50 g,浮小麦、煅龙骨、煅牡蛎各30 g。7剂。常规水煎服,每次100 mL,日3次,餐后口服,畅情志,饮食清淡,多饮水,禁食生冷油腻。

2019年11月20日二诊。患者服药后夜间多汗症状减轻,仍有阵阵发热汗出,怕热,无头晕,睡眠欠佳,口苦,尿黄,舌暗红,苔薄白,脉细数。守方,加

诊余心鉴——江淮名医方朝晖临证经验集

百合 15 g,7 剂。

2019 年 11 月 30 日三诊。患者自觉服药后夜间多汗明显好转,无明显阵阵发热汗出及怕热症状,饮食二便可,舌质红,苔白,自测空腹血糖 5.9 mmol/L,餐后 2 h 血糖 7.7 mmol/L。原方加竹叶 15 g。7 剂后诸症消失。

【按语】 笔者认为消渴以阴虚为本,燥热为标。肾阴虚弱,阴不制阳,虚火内生,热扰营阴,迫津外泄,发为盗汗。虚火上炎,可有口苦、头晕之症,营阴外泄,火耗阴津,可见尿黄之症,舌脉皆为阴虚火热内扰之征。方中当归养血增液;生地黄苦寒泄热,入肾经而滋阴降火,养阴津而泄伏热;熟地黄善滋补肾阴,为补肾阴之要药。三药合用,使阴血充,则水能制火,共为君药。黄芩、黄连、黄柏泻三焦火,黄柏亦合"肾欲坚,急食苦以坚之"之意,使三火得平,清热以坚阴。六药合用,清热则火不内扰,阴坚则汗不外泄。汗出过多,导致卫虚不固,故用黄芪既益气实卫以固已虚之表,又合当归、熟地黄益气养血,以固未定之阴,亦为臣药。麻黄根实卫气、固腠理、闭毛窍,为敛肺固表止汗之要药;浮小麦实腠理、固皮毛;五味子善能敛肺止汗;煅龙骨、煅牡蛎收敛固涩以止汗,与麻黄根、浮小麦、五味子、黄芪合用,达到敛阴潜阳、固表收敛止汗之功效。诸药合用,共奏滋阴泻火、固表止汗之效。本方养血育阴、泻火除热与固表止汗并进,标本兼顾,使阴固而水能制火,热清则耗阴无由;且益气固表与育阴泻火相配,育阴泻火为本,益气固表为标,以使营阴内守,卫外固密,发热、盗汗诸症相应而愈。笔者认为,消渴日久,脏腑阴阳失调,耗气伤阴,玄府开阖失度,则汗液异常外泄,终发为汗证。笔者认为,糖尿病泌汗异常的病发关键为气虚不固和阴虚内热。治疗上,注重中西医结合,认为中医治疗的前提是血糖控制平稳,在此基础之上方可谈及辨证论治。笔者不仅审证求因,辨证求本,博采良方,又在辨治汗证的同时,从"三消"理论出发,依据消渴所属的上、中、下三消进行论治,内外法同重,临证效果非常满意。总之,消渴汗证是糖尿病自主神经病变的一种,西医治疗方案相对局限,中医在治疗上有独特的优势。笔者注重辨证论治,整体治疗,根据其丰富的临床经验,深入探讨消渴汗证病因病机,提炼出疗效显著的治疗,并强调治疗时坚持四诊合参,辨别邪正盛衰,把握病机,灵活运用经方化裁,对患者进行个体化治疗,取得了显著疗效。

案 3.

　　　　阴虚火旺血糖高,并发多汗心情燥。

　　　　清热降火滋肾阴,活血通络益气表。

张某,男,48 岁,2019 年 6 月 8 日初诊。

【主诉】　血糖升高 6 年,并发多汗 3 年余。

【病史】　当日空腹血糖 10 mmol/L,尿糖(＋),平素服用二甲双胍降糖。近半年出现多汗加重,入夜尤甚,而且急躁易怒,怒时阵发潮热,口干乏力,失眠多梦。

刻下:舌红少津,苔薄黄,脉弦硬数。

【诊断】　西医诊断:2 型糖尿病;中医诊断:消渴(阴虚火旺证)。

【治法】　滋阴清热,泻火除烦。

【处方】　当归 20 g,黄芪 15 g,黄连 30 g,干姜 6 g,黄柏 30 g,知母 30 g,炒酸枣仁 30 g,首乌藤 30 g,煅龙骨、煅牡蛎各 30 g(先煎),浮小麦 30 g,女贞子 15 g。7 剂,常规水煎服,每日 100 mL,日 3 次,餐后口服,畅情志,饮食清淡,多饮水,禁食生冷油腻。

2019 年 6 月 18 日二诊。患者诉汗出症状好转,睡眠较之前佳,当日空腹血糖 6 mmol/L,餐后 2 h 血糖 8.2 mmol/L,原方续服。

【按语】　笔者认为首先应根据患者情况辨别气血阴阳、寒热虚实。其次要控制好血糖,活血化瘀通络贯穿始终。血糖控制佳,患者的汗出症状往往也能得到改善,两者病理上相互影响,在疗效上相辅相成。该患者肝肾渐虚,阴虚火旺,火热内蒸,加之夜间卫行于阴,表虚不固,故见汗出多,夜间甚。火热上冲,扰乱心神,则阵发烘热,急躁易怒;心悸、气短、乏力等均是热伤气阴之象。当归、黄芪、黄连、黄柏清热泻火滋阴,益气固表;煅龙骨、煅牡蛎固涩敛汗,浮小麦止汗退热除烦,擅治骨蒸劳热,自汗盗汗;炒酸枣仁、首乌藤养心安神;知母、女贞子滋阴。二诊,诸症好转,故治疗糖尿病汗证时,首先要控制好血糖,并且把活血化瘀通络贯穿本病的整个治疗过程。另外,临床治疗时,应分清合病和并病,树立治未病的观念,糖尿病患者的气阴两虚之汗证时,一般来讲糖尿病已经发展至中期阶段,此时应建议患者接受系统检查,及时掌握其并发症情况,以做到未病先防、已病防变。

参考文献

[1] 王英博,刘仲栋. 中医治疗消渴病汗证研究概况[J]. 实用中医内科杂志,2013,27(22):68-70.

[2] 马迪,张芸,吴燕. 糖尿病汗出异常的中医辨治体会[C] //中国中西医结合学会. 全国中西医结合内分泌代谢病学术大会暨中德代谢综合征高层论坛论文集.北京:全国中西医结合内分泌代谢病学术大会暨中德代谢综合征高层论坛,2013:469-473.

[3] 卢志刚. 如何治疗糖尿病泌汗异常[J]. 中医杂志,2007,48(6):567.

第九节　糖尿病多食

一、概述

糖尿病是一组以高血糖为特征的代谢性疾病。高血糖则是由于胰岛素分泌缺陷或其生物作用受损,或两者兼有引起。糖尿病是长期存在的高血糖,导致各种组织,特别是眼、肾、心脏、血管、神经的慢性损害、功能障碍。《中国2 型糖尿病防治指南(2017 版)》中提到 2013 年我国糖尿病患病率已上升至10.4%[1]。国际糖尿病联盟预计全球到 2035 年糖尿病患者数量将达到5.92 亿[2],数量巨大,医疗经济负担重。目前认为 2 型糖尿病是遗传因素和环境因素共同作用的结果,在 2 型糖尿病发病过程中,通常伴有胰岛素抵抗。如果 B 细胞能代偿性增加胰岛素分泌则血糖可维持在正常水平,当 B 细胞功能有缺陷,对胰岛素抵抗无法代偿时,就会发生 2 型糖尿病。胰岛素抵抗和胰岛素分泌缺陷是 2 型糖尿病发病机制的两个主要要素,不同患者存在胰岛素抵抗和胰岛素分泌缺陷的程度不同,同一患者在疾病不同时期,两者相对重要性也可能发生改变。糖尿病的典型表现为多饮、多食、多尿,或消瘦,可归属于中医学"消渴"范畴[3]。若做化验检查其主要特征为高血糖及尿糖。笔者认为糖尿病主要病变部位在肺、胃、肾,基本病机为阴津亏耗,燥热偏盛。消渴日久,病情失控,则阴损及阳,热灼津亏血瘀,而致气阴两伤,阴阳俱虚,络脉瘀阻,经脉失养,气血逆乱,脏腑器官受损而出现疖、痈、眩晕、胸痹、耳聋、目盲、肢体麻疼、下肢坏疽、肾衰竭水肿、中风昏迷等兼证。消渴的病机主要在于阴津亏损,燥热偏盛,而以阴虚为本,燥热为标,两者互为因果,阴愈虚则燥热愈盛,燥热愈盛则阴愈虚。消渴的病变脏腑主要在肺、胃、肾，尤以肾为关键。三脏之中，虽可有所偏重，但往往又互相影响。水谷输布失调引起的口渴多饮、消谷善饥、形体消瘦或尿浊有甜味为本病主要临床症状[4]。

二、病案举例

案 1.

<blockquote>
消渴中消胃热强，消谷善饥阴液伤，

治之重在清胃火，石膏为君症归常。
</blockquote>

李某，男，59 岁，2018 年 6 月 9 日初诊。

【主诉】 多食易饥 1 年余。

【病史】 患者诉自 2017 年 2 月以来，饮食增多，餐前饥肠辘辘，乏力，伴有体重下降，无明显口干口渴、视物模糊、手足麻木，便秘，4 日左右一次，小便有泡沫，睡眠尚可。今晨测餐后 2 小时血糖 10.2 mmol/L，血压 128/90 mmHg。

刻下：多食易饥，同时伴乏力，体重下降，便秘，小便有泡沫，睡眠尚可。舌红苔黄，脉数。

【诊断】 西医诊断：糖尿病；中医诊断：消渴（胃热炽盛证）。

【治法】 清泻胃火，养阴增液。

【处方】 石膏 20 g（先煎），熟地黄 20 g，生地黄 20 g，麦冬 12 g，知母 12 g，牛膝 12 g，山药 20 g，甘草 8 g。15 剂，每日 1 剂，水煎早晚温服。另嘱患者饮食控制，加强运动。

【复诊】 2018 年 6 月 25 日二诊。治疗 14 日后就诊时诉饮食减少、自觉乏力等症状明显减轻，仍有便秘。调整药物：石膏 20 g，熟地黄 20 g，生地黄 20 g，麦冬 12 g，知母 12 g，牛膝 12 g，山药 20 g，玄参 12 g，甘草 8 g，大黄 6 g。每日 1 剂。

2018 年 7 月 24 日三诊。治疗 4 周后精神佳，饮食增多、乏力、体重下降、便秘等症状基本消失。守方续服，隔日 1 剂。

【按语】 笔者指出胃为水谷之海，主腐熟水谷，脾为后天之本，主运化，为胃行其津液。脾胃受燥热所伤，胃火炽盛，脾阴不足，则口渴多饮，多食善饥；脾气虚不能转输水谷精微，则水谷精微下流注入小便，故小便味甘；水谷精微不能濡养肌肉，故形体日渐消瘦。辨证要点：①辨病位。消渴的三多症状，往往同时存在,但根据其表现程度的轻重不同,而有上、中、下三消之分,以及肺燥、胃热、肾虚之别。通常把以肺燥为主,多饮症状较突出者,称为上消;以胃热为主,多食症状较为突出者,称为中消;以肾虚为主,多尿症状较为突出者,称为下消。②辨标本。本病以阴虚为主,燥热为标,两者互为因果,常因病程长短及病情轻重的不同,而阴虚和燥热之表现各有侧重。一般初病多以燥热为主,病程较长者则阴虚与燥热互见,日久则以阴虚为主。进而由于阴损及阳,可见气阴两虚,并可导致阴阳俱虚之证。

笔者认为消渴的病机主要是禀赋不足,阴津亏损,燥热偏盛,且多与血瘀密切相关。初病多以燥热为主,此时病变的脏腑主要在肺、胃。肺主气为水上之源,输布津液。肺受燥热所伤,则津液不能输布而直趋下行,随小便排出体外,故小便频数量多;肺不布津则口渴多饮。胃为水谷之海,主腐熟水谷,脾为后天之本,主运化,为胃行其津液。脾胃受燥热所伤,胃火炽盛脾阴不足,则口渴多饮,多食易饥;水谷精微不能濡养肌肉,故形体日渐消瘦。舌红,苔黄,脉洪数,为热盛伤津之象,此邪热为本,津伤为标,但临床表现主要由津伤直接引发,患者常以口干为第一主诉症状。因此,笔者认为治疗时重在养阴生津,要使养阴生津之效持续发挥作用,就必须兼顾清除燥热,以使津液不继续被损耗。故治宜清热润燥,养阴生津。

案 2.

> 多食易饥为中消,阴损及阳见气耗。
>
> 石膏生地共润燥,滋阴清热胃火调。

何某,男,61 岁,2018 年 10 月 14 日初诊。

【主诉】 发现血糖升高 2 年,伴多食、多饮、多尿 1 月余。

【病史】 患者既往有糖尿病病史,口服格列齐特缓释片(60 mg,每日 1 次)控制血糖,目前患者空腹血糖波动在 6~7 mmol/L,餐后 2 h 血糖波动在 9~10 mmol/L。1 个月前开始出现饮食增多、两餐间需加餐(饼干之类),口干多饮,小便增多,夜尿 2~3 次,平时容易感到饥饿,大便难解,有未尽感,每日 1 次,睡眠尚可。

刻下:饮食增多,口干多饮,小便增多,便秘,口腔溃疡,睡眠尚可。舌红苔黄,脉数。

【诊断】 西医诊断：糖尿病；中医诊断：消渴（胃热炽盛证）。

【治法】 滋阴清热。

【处方】 生石膏 30 g，生地黄 30 g，麦冬 15 g，知母 15 g，太子参 15 g，葛根 15 g，石斛 12 g，黄连 9 g，甘草 8 g。14 剂，每日 1 剂，水煎早晚温服。

【复诊】 2018 年 10 月 28 日二诊。患者诉食量减少，两餐间饥饿感明显减轻，口干多饮、小便多等症状明显减轻，口腔溃疡已痊愈。调整药物：去黄连，加覆盆子 12 g，熟地黄 20 g。

2018 年 11 月 10 日三诊。患者"三多"症状明显改善，二便调。守方续服。

【按语】 笔者认为消渴迁延日久，阴损及阳，津伤则耗气，津液久亏也必伤阴，导致气阴两虚。症见口渴引饮，能食与便溏并见，尿频多如脂膏，或尿甜，精神不振，倦怠乏力，形体消瘦，腰膝酸软，舌质淡红，苔白而干，脉弱或沉细而数。其病机在于阴津亏虚，燥热偏盛，病变脏腑在肺、胃、肾，尤以肾为关键。三脏亦可互相影响，如肺燥津伤，津液失于输布，则脾胃不得濡养，肾精不得滋助；脾胃燥热偏盛，上可灼伤肺津，下可耗伤肾阴，肾阴不足则阴虚火旺亦可上灼肺胃，终致肺燥胃热肾虚，故"三多"之症常可相互并见。

《素问·奇病论》云："有病口甘者，病名为何？何以得之？岐伯曰：此五气之溢也，名为脾瘅……此人必数食甘美而多肥也，肥者令人内热，甘者令人中满，故其气上溢，转为消渴。"即长期过食肥甘、醇酒厚味，损伤脾运化失职，积热内蕴，化燥伤津，消谷耗液，则发为消渴。《古今医统大全·消渴门》云："三消之疾……或耗乱精神，过违其度。"即长期过度的精神刺激，使肝气郁结，郁久化火，火热内燔，消灼肺胃阴津，而发消渴。《外台秘要》指出"房劳过度，致令肾气虚耗，下焦生热，热则肾燥，肾燥则渴"，即房事不节，劳欲过度，肾精亏损，虚火内生，则发为消渴。《医学心悟》指出"上消之证，皆燥热结聚也"，即外感风热燥火毒邪，内侵机体，津涸热淫，引发消渴。综上所述，饮食不节、情志失调、房劳过度、外感六淫等均可导致消渴的发生。

参考文献

[1] 中华医学会糖尿病学分会. 中国 2 型糖尿病防治指南（2017 年版）[J]. 中华糖尿病杂志，2018，10（1）：4-67.

[2] Guariguata L，Whiting D R，Hambleton I，et al. Global estimates of diabetes prevalence for 2013 and projections for 2035 [J]. Diabetes Research and Clinical

Practice，2014，103（2）：137-149.

[3] 刘鑫,吴琪琪,石岩,等.基于中医古籍研究糖尿病病名理论框架[J].中华中医药学刊,
　　2020,38(2):199-202.

[4] 崔俊,王友群,常菲菲.糖尿病早期中药复方的筛选及机制研究[J].现代中西医结合杂
　　志,2009,18(15):1725-1727.

第十节　糖尿病肾病

一、概述

　　糖尿病肾病由糖尿病发展而来,它是由糖尿病所导致的肾脏损害[1],并且随着人们生活习惯改变,如营养过剩、高脂饮食、运动减少和生活节奏加快等因素,全球范围内糖尿病的发病率迅速上升[2]。糖尿病肾病是糖尿病的常见并发症之一[3,4],也是危害较大的微血管病变之一。临床上蛋白尿、水肿、高血压等为主要表现[5]。严重时可以出现肾病综合征,晚期则会出现肾衰竭[6,7]。因此,如何发挥中医的优势,对本病的发生发展进行防治,具有重大的意义[8,9]。笔者认为本病病机常为本虚标实,本虚证以气阴两虚为主,血瘀证为贯穿疾病始终的主要标实证,治疗当以益气养阴活血为主要治法。由于糖尿病肾病病程较长,加之患者体质各有不同,发展过程中,病机常有不同变化,临床应用应考虑糖尿病肾病分期论治,标本兼顾。

二、病案举例

案 1.

　　　　口干口渴小便沫,代谢失调脾肾虚。

　　　　健脾固肾摄精法,水道得通调糖佳。

　　陈某,男,45 岁,2019 年 6 月 19 日初诊。

　　【主诉】　血糖升高 7 年余,近 1 个月出现小便泡沫。

　　【病史】　患者自诉发现血糖升高 7 年余,口干口渴,小便偏多,有泡沫,下肢水肿,大便正常,今晨空腹血糖 10.0 mmol/L,糖化血红蛋白 8.0%。尿蛋

第二章　糖尿病治验

白（＋＋），24 h 尿蛋白定量 2.8 g。

刻下：血糖偏高，同时伴口干、小便偏多，下肢水肿。舌质淡，苔薄白，脉细。

【诊断】 西医诊断：2 型糖尿病、糖尿病肾病；中医诊断：消渴肾病（脾肾两虚、湿瘀互阻证）。

【治法】 健脾固肾，行气活血利水。

【处方】 焦白术 20 g，黄芪 30 g，山药 30 g，益母草 30 g，车前子 12 g，枳实 15 g，荔枝核 15 g，石决明 20 g，菟丝子 15 g，丹参 10 g，甘草 6 g。7 剂，水煎服，每日 2 次。同时予以二甲双胍 0.5 mg，每日 2 次，格列齐特 10 mg，每日 3 次，口服。

【复诊】 2019 年 7 月 9 日二诊。患者服药后，空腹血糖控制在 8 mmol/L，双下肢水肿明显减轻，小便泡沫减少，小便偏多。复查尿蛋白（＋）。上方加肉苁蓉 15 g，沙苑子 10 g，余同前，继续服用巩固疗效。

2019 年 7 月 25 日三诊。患者自诉上述诸症明显改善，小便泡沫较少，二便正常。空腹血糖 6.2 mmol/L，尿蛋白（－），守原方继服，随访半年，多次复查尿常规未见异常。

【按语】 笔者的中医辨证思路：患者为中年男性，糖尿病病程长，并伴有尿蛋白，诊断为消渴肾病，为本虚标实、虚实夹杂之证。本虚以脾肾气虚为主，标实则多为湿浊、痰浊、气滞、瘀血。脾主运化和输布水谷精微，具有统摄、主肌肉、升清降浊等作用，为气血生化之源。肾者，主蛰，封藏之本，精之处也。若脾虚则运化失司，水湿潴留，精微下泄，肾虚则封藏失职，不能化气行水，则水湿内停，从而导致水肿、尿蛋白。方中主药以焦白术健脾、益气、燥湿利水，肉苁蓉健脾固肾、涩精止遗；沙苑子补肾固精，辅以主药增强补肾之功；脾土旺则能克制肾水，用黄芪、山药补气健脾，使脾胃运化功能正常，则水精四布，五经并行；再佐以益母草、车前子利水消肿；枳实、荔枝核理气健脾，行气以消水，气行水自消；气为血之帅，气虚则无以推动血液运行而致瘀，佐以丹参活血化瘀，使瘀血得除，水道得通。同时以甘草为使调和诸药，诸药合用，直达病所而见效。从病案的结果可以看出，笔者在消渴肾病的治疗原则上，以健脾固肾摄精为法，效果佳。

案 2.

> 肝肾亏虚肾络热，阴虚火旺小便多。
>
> 温肾通络凉血活，固精止泻利水湿。

刘某,男,51 岁,2019 年 8 月 20 日初诊。

【主诉】 糖尿病肾病 5 年余。

【病史】 患者于 10 年前无明显诱因出现口干,就诊于当地医院,确诊为糖尿病,5 年前发现蛋白尿,诊断为糖尿病肾病,降糖方案改为精蛋白生物合成人胰岛素注射液(预混 30R)早 20 IU、晚 18 IU,空腹血糖控制在 6～8 mmol/L,近 1 个月来,出现明显腰痛,24 h 尿蛋白定量 3.89 g,遂来就诊。

刻下:乏力,汗出,视物模糊,耳鸣,口发甜,腰部有酸疼、发热感,四肢麻木,偶有头晕、头疼,双目干涩,手足有针刺感拌抽筋,纳食可,眠差、梦多,小便色黄有泡沫,夜尿 2～3 次,大便每日一行,质偏干。舌嫩红,苔薄白,脉弦滑。

【诊断】 西医诊断:2 型糖尿病、糖尿病肾病;中医诊断:消渴肾病(肝肾阴阳两虚证)。

【治法】 温肾通络,平补阴阳。

【处方】 泽兰 30 g,金樱子 10 g,川牛膝 30 g,丹参 30 g,山茱萸 15 g,太子参 30 g,芡实 15 g,赤芍 30 g,枳实 10 g,牡丹皮 30 g,忍冬藤 30 g,地骨皮 30 g,狗脊 20 g,刺猬皮 3 g,甘草 8 g。7 剂,水煎服,每日 2 次。

【复诊】 2019 年 8 月 30 日二诊。患者服药后,汗出、腰酸疼等症状缓解,睡眠较前改善,仍有头晕伴有耳鸣,声大似蝉鸣,自觉头部昏沉感、耳内胀闷不适,腰部酸疼,后背发热,乏力较前缓解,口苦、口干,纳食可,大便可、日 1 次、偏干,夜尿 3 次、泡沫多,视物模糊,手足麻木、偶有针刺感,舌淡红,边有齿痕,苔薄白,脉弦滑。上方加菊花 10 g,枸杞子 10 g。余同前,继续服用巩固疗效。

2019 年 8 月 20 日三诊。患者自诉上述诸症明显改善,小便泡沫较少。空腹血糖 6 mmol/L,尿常规:蛋白(一)。守原方继服。

【按语】 消渴肾病早期以肝肾亏虚、肾络瘀热为基本病机,而患者乏力、汗出、舌质嫩红为气阴两虚兼有燥热的表现,阴虚火旺上扰清窍则会出现头晕、头疼,上扰心神则会出现眠差、梦多,耗伤阴津则双目干涩,气血不能上荣则视物模糊,气阴两虚胃肠运化不利,则出现大便干,瘀血阻于四肢络脉则出现四肢麻木、手足有针刺感伴抽筋,虚热积于膀胱、小肠则会出现小便色黄、尿频。综上,本案患者的病机为肝肾阴阳两虚兼有阴虚火旺,肾络郁热及膀胱郁热。对于本病的论治,以狗脊、川牛膝、山茱萸温肾阳通肾络,川牛膝、丹参、泽兰、牡丹皮凉血化瘀通络,针对消渴肾病肾络瘀热、肝肾不足的基本病机;以太子参益气养阴缓解乏力、神疲、大便干等气阴两虚之症;以泽兰利水渗湿,清利膀胱、小肠的湿热;刺猬皮化瘀止痛,缓解腰痛、皮肤针刺感;金樱子、芡实、刺猬皮收敛固摄、固精止泻,防止精微物质外泄。从温肾通络、凉血活血、化瘀止痛、固精止泻、利水渗湿等角度综合调理一身气机。二诊在前基础上出现头晕加重的症状,考虑为肝阳上亢的表现,故加菊花、枸杞子清热平肝养阴;处方思路体现了笔者在对症辨病的基础上对证论治的思想。笔者认为中医论治疾病主要从病、证、症三个方面,辨证就是通过理性思维的方法根据疾病、症状来推理出当前患者证候的过程。消渴肾病是消渴的慢性并发症之一,其病程较长,且起病之初多无典型的临床表现,或仅表现为微量蛋白尿,必须对消渴患者定期筛查才能够尽早发现。而消渴肾病的防治重点恰恰在早期,因为早期病理改变尚轻,如果积极治疗还有可能逆转疾病的进展,而当临床上出现大量蛋白尿时其病理改变多已进展至难以逆转的程度,预后较差。消渴肾病早期多无症状,当出现蛋白尿时说明已出现不可逆性病理改变,所以对本病的论治首先关注的应该是病而不是症状,其中辨病与分期是基础。本病分为临床期及亚临床期,临床期又分为早、中、晚三期,各期病机要点及病情严重程度不同,所以论治的要点不同。首先,应该辨病,对消渴患者进行定期筛查,通过现代医学理化检查的手段尽早发现本病;对于突然出现大量蛋白尿的患者,应该与其他肾性及非肾性疾病相鉴别,明确是否属于本病。其次,根据科学的分期标准,综合分析患者的病程、症状及理化检查结果对本病进行分期。最后,再根据实际情况选择对病论治还是对证论治。在辨清疾病、分清病期并据此有了初步的诊疗思路之后,应该将关注点集中在症状之上。针对疾病,通过对本病肝肾亏虚、血府瘀热基本病机的治疗,可以起到延缓病情进展甚至逆转病情的效果,但是并不一定能够缓解患者的症状和体征;针对患者的症状进行对症论治或对症辨证论治能够有效地缓解这些症状,改善患者的生活质量,取得患者的信任和配合,进一步缓解病情。因此,在临证时,其处方中清热、凉血、活血、补肝肾这些药物是不可或缺的,在此基础上再根据症状进行加减化裁。

参考文献

[1] 孙毅宏,富丽萍.糖尿病肾病的治疗进展[J].医学综述,2015,21(17):125-127.

[2] 杨霓芝,李芳.糖尿病肾病分期辨证治疗的探讨[J].辽宁中医杂志,1999,26(1):16-17.

[3] 陆菊明,潘长玉.糖尿病肾病的流行病学和诊断标准[J].中华老年多器官疾病杂志,2002,1(3):163-165.

[4] 王战建,刘珊.糖尿病肾病发病机制的研究进展[J].国际泌尿系统杂志,2006,26(5):693-696.

[5] 刘力涛.糖尿病肾病的治疗进展[J].医学理论与实践,2014,27(6):726-728.

[6] 吴以岭,魏聪,贾振华,等.从络病学说论治糖尿病肾病[J].疑难病杂志,2007,6(6):350-352.

[7] 朴春丽,南红梅,姜喆,等.从炎症发病机制探讨中医治疗糖尿病肾病的思路与方法[J].中国中西医结合杂志,2005,25(4):365-367.

[8] 张浩军,赵静波,李平.糖尿病肾病动物模型研究进展[J].中国药理学通报,2008,24(7):845-848.

[9] 黄锦欢.糖尿病肾病的治疗进展[J].微创医学,2001,20(6):888-889.

第十一节　糖尿病性冠心病

一、概述

糖尿病性心脏病可分为糖尿病性冠状动脉粥样硬化性心脏病(糖尿病性冠心病)、糖尿病性心肌病、糖尿病性自主神经病变3种类型,约占2型糖尿病患者死亡原因的70%,其中约50%为糖尿病性冠心病。糖尿病伴发或并发冠心病者常被称为糖尿病性冠心病,现代医学对其发病机制尚不清楚,可能与血糖、甘油三酯及游离脂肪酸浓度增高,血液黏度增加,脂质沉积,血小板黏附和聚集等因素引起动脉粥样硬化、血管狭窄、动脉痉挛有关,继而出现心肌供血供氧不足等一系列临床症状,从而导致冠心病的发生和发展。西医以控制血糖血压、改善血脂代谢、抗血小板等对症单靶点治疗为主,治疗缺乏整体性,长期疗效欠佳。中医药以整体观念、辨证论治为指导,治疗糖尿病性冠心病有较好的疗效。

糖尿病性冠心病临床表现可见胸闷憋气、心慌、心绞痛等症,严重时还会引起心律失常、心力衰竭、急性心肌梗死等，属中医学"胸痹""心悸""心痛""真心痛"等范畴，临床上糖尿病性冠心病可称为"消渴胸痹"。糖尿病性冠心病的病位在心，与脏腑功能失调及气血津液代谢紊乱密切相关。本病的病因病机主要是气阴两虚、痰瘀阻滞。

糖尿病性冠心病临床辨证论治：先辨病（辨明西医诊断、中医诊断）—抓主症—辨标本先后—辨证—选定基础方—药味加减。将糖尿病性冠心病分为心肌缺血、心功能不全两类。心肌缺血的主症为胸痹诸症（胸闷、气短、胸背痛），治疗以行气化瘀、宣阳通痹为主；心功能不全的主症为心慌、肢冷、水肿，治疗以温通阳气为主。同时随症加减，注意饮食、情志调理。

二、病案举例

案.

心为君主出神明，瘀结消渴胸痹痛。

行气宣阳温通痹，生脉散剂脉复行。

患者，男，48岁，2017年10月10日初诊。

【主诉】 胸闷气短1月余。

【病史】 患者自诉有糖尿病病史10余年，3年前突发胸前区疼痛、憋闷，经冠状动脉CT血管造影检查示冠脉回旋支狭窄75％，诊断为冠心病，后服用阿司匹林肠溶片、硝酸异山梨酯片、阿托伐他汀钙片等药物，目前血糖控制尚可。

刻下：胸闷、气短，神疲乏力，少寐多梦，口干舌燥，舌暗红、有瘀点，苔薄少津，脉弦细。

【诊断】 西医诊断：糖尿病性冠心病；中医诊断：消渴胸痹（气阴两虚、血脉瘀阻证）。

【治法】 益气养阴，活血化瘀。

【处方】 生脉散合冠心病方加减。生黄芪30 g，太子参30 g，麦冬15 g，五味子10 g，玄参12 g，黄连3 g，丹参20 g，郁金12 g，赤芍15 g，红花10 g，川芎12 g，酸枣仁30 g，合欢皮15 g。14剂，水煎服，每日1剂。

【复诊】 2017年11月1日二诊。患者胸闷、憋气、乏力、睡眠较前明显好转,近 1 周出现腹胀、便秘,舌暗红,苔薄黄,脉弦细,上方去红花、酸枣仁、合欢皮,加桃仁 10 g,牛蒡子 12 g,木香 10 g,槟榔 15 g,柏子仁 15 g。继服 14 剂,后随访患者,诸症好转。

【按语】 结合患者病史、症状、体征及理化检查,中医诊断为"消渴胸痹"。笔者认为其病机为气阴两虚、血脉瘀滞,治以益气养阴、活血化瘀为法,标本兼顾,疗效明显。初诊予生脉散合冠心病方加减,气为血之帅,补气行血,益气养阴,通调血脉。二诊时患者气机郁滞突出,酌加行气导滞、润肠通便之品。

笔者临证时以行气化瘀、宣阳通痹法为主治疗心肌缺血。痰瘀阻滞为糖尿病性冠心病发病之标,痰浊、瘀血等病邪造成心脉痹阻、气血运行不畅,导致心肌缺血诸症(主要为胸闷、气短、胸背痛),此属于"不通则痛"。在还未发生急性加重(主要指急性心力衰竭、休克、急性心肌梗死等)的情况时,治疗当"以通为用",以祛邪为要,注重瘀血与痰浊两端,瘀血取法于王清任诸逐瘀汤,痰浊则于张仲景的瓜蒌薤白半夏汤类中取法,两者分别以化瘀行气通痹和化痰宣阳通痹为法,临证当灵活选择。辨证属瘀血时用血府逐瘀汤或四逆散合治冠心病方:柴胡 12 g,赤芍、白芍各 15 g,枳壳 12 g,丹参 30 g,红花 10 g,川芎 12 g,炙甘草 10 g。辨证属痰浊时常选瓜蒌薤白半夏汤合宽心丸:瓜蒌 20 g,薤白 20～30 g,法半夏 12 g,桂枝 15 g,高良姜 9 g,细辛 3 g,郁金 12 g,延胡索 12 g。

糖尿病性冠心病患者,气血阴阳的偏重和盛衰各有不同,有的表现为面赤时烦、肥胖、畏热喜凉,有的表现为面色无华、消瘦、畏寒肢冷。前者气虚多痰、阴不制阳,多属气阴两虚的体质;后者气血两虚、阳失温煦,用药亦当随症加减。气虚显著者,加黄芪、党参等益气健脾;心血不足者,加党参、白芍、当归等益气补血;肢冷阳虚者,可加用附子、细辛、桂枝等温经散寒;水肿明显者,加猪苓、葶苈子、五加皮等利水消肿;心慌,属气阴两虚者,加炙甘草、麦冬、五味子等益气养阴。

糖尿病性冠心病病机以气阴两虚为本,阴阳互为其根,久病阴损及阳,阳损及阴,最终会导致阴阳俱损,故治疗须加以扶正。扶正即亦祛邪,祛邪即亦扶正,对心功能不全患者的治法主要为温通阳气(补心气,振心阳),及时预防对因正虚致邪实的致病因素(如湿邪内阻、气滞血瘀、痰瘀阻滞等),可防止心气、心阳进一步受损,这对调整脏腑功能,调理气血津液代谢,维持阴阳平衡有重大意义。温通阳气方面常选用张仲景的苓桂剂,用药有附子、薤白、高良姜、细辛、淫羊藿、肉桂等温通之品;心血不足者,选归脾汤、人参养荣丸、十全大补丸等。心慌以心气不足为主要临床表现,则用苓桂术甘汤合生脉饮为基础方(党参15～30 g,茯苓15 g,白术12 g,桂枝15 g,炙甘草6～9 g,麦冬15 g,五味子9 g),具有益气通阳养阴、宁心定悸之功。高血压患者人参、甘草用量酌减,可不用五味子(或配伍活血、利水之品),而低血压患者必用。若肢冷属心阳不振,阳微不运,多以附子汤、当归四逆汤为基础方(附子12～15 g,党参15～20 g,茯苓15 g,白术12 g,桂枝15 g,当归10～15 g,细辛3 g),重在温肾阳、助心阳;水肿若以气虚阳微、水饮内停为主,用春泽汤为基础方(党参15～30 g,桂枝15 g,茯苓15～20 g,白术12 g,猪苓15 g,葶苈子12～20 g,香加皮6～9 g),治宜祛除邪气,顾护心脏,改善临床症状。

第十二节　糖尿病性骨质疏松

一、概述

　　糖尿病性骨质疏松症(diabetic osteoporosis,DOP)是糖尿病常见的并发症,流行病学调查发现,约有 50% 的糖尿病患者会发生骨质疏松[1]。临床上可表现为腰酸背痛,活动受限,甚至可能会引起驼背畸形、身高缩短等,严重者容易发生脆性骨折,极大地影响着患者的生活质量[2]。根据其临床表现,祖国医学将本病归属为"消渴"并"骨痿"范畴[3],据文献记载,多与肝、脾、肾关系密切[4]。肾主骨生髓,肾虚是骨痿发生发展的根本。正如《丹溪心法》所载:"消肾,肾虚受之,腰膝枯细,骨节酸疼。"肝主筋,主藏血,主疏泄,在体合筋,连接骨节,又为"罢极之本",与肢体运动紧密相连,肝的气血衰少,血不养筋,则行动迟缓,活动不利,易于疲劳,掉振鼓栗,不能久立。肾主骨生髓,肾精充盈,髓骨得养,骨骼强壮。若肾精不足,骨失所养,则骨痿无力。中医理论认为,肝肾同源,乙癸同源,肝主藏血,肾主藏精,精血互生互化。五行相生,肝属木,肾属水,水生木,肝为肾之子,肾为肝之母。《张氏医通》曰:"气不耗,归精于肾而为精,精不泄,归精于肝而为清血。"肝肾精血相互滋生转化,血的生化有赖于肾中精气的气化,肾中精气的充盈亦离不开血的滋养。肝肾藏泄互用,同具相火,若肝火过盛,下劫肾阴,致相火妄动损伤肾精,可导致骨质疏松。骨骼亦要靠脾脏转输的营养物质滋养,方能强健有力,灵活自如。《素问·痿论》中"治痿独取阳明",强调脾胃在痿证治疗中的作用。《脾胃论·脾胃胜衰论》指出:"大抵脾胃虚弱,阳气不能生长,是春夏之令不行,五脏之气不生。脾病则下流乘肾,土克水,则骨乏无力,是为骨蚀,令人骨髓空虚,足不能履地。"脾为后天之本,肾为先天之本,肾脏之元气只有不断得到脾胃所运化的水谷精微的滋养,方能充分发挥"肾主骨"的作用,所以健脾可以间接促进肾脏对骨骼的作用。再者,"脾主肌肉"与骨骼亦有密切关系。脾失健运,肌肉瘦削,不能养骨;阳气不充沛,会导致四肢肌肉骨骼营养不足,出现倦怠乏力,甚或痿软无力。而且,脾胃主人体消化、吸收功能,脾胃功能良好,则可增强对钙、维生素 D 及各种营养物质的吸收,从而减轻骨质疏松的症状。因此,根据糖尿病性骨质疏松症的病因病机,即以肾精亏虚为本,肝脾与之密切相关,笔者将其分为肝肾亏虚型和脾肾亏虚型进行辨证论治。《灵枢·本脏》曰:"血和则经脉流行,营复阴阳,筋骨劲强,关节清利矣。"可见营血运行的正常与否关系到筋骨关节的功能。肾虚日久导致脾虚,脾虚则气血无以化生,气虚又致血瘀。《素问·太阴阳明论》云:"脾病不能为胃行其津液,四肢不得禀水谷气,气日以衰,脉道不利。"肝肾同源,精血互生,肾精亏虚,肝血不足,血虚亦可致血瘀。瘀血一旦形成,导致经脉不畅,而不通则痛,疼痛乃生。血瘀顽固,瘀血不去,新血不生,脾虚更甚;血不化精,肾精亏虚,髓空骨失其养,加重已形成的骨质疏松,形成恶性循环。故糖尿病性骨质疏松在辨证的基础上多加用活血化瘀、通络止痛之剂,如当归、鸡血藤、丹参、桃仁、红花等;疼痛严重者,加用全蝎、蜈蚣以通络止痛。

二、病案举例

案 1.

> 消渴骨痿之肝肾,互生互化关系亲。
>
> 一味补肾难奏效,滋水涵木显奇功。

李某,男,62 岁,2019 年 10 月 7 日初诊。

【主诉】 发现血糖升高 16 年,腰背部酸痛 3 个月。

【病史】 患者于 16 年前体检发现血糖升高,经过住院系统检查,明确诊断为"2 型糖尿病",随后未规范治疗。2019 年年初自测指血空腹血糖 9～10 mmol/L,餐后 2 h 血糖 13～16 mmol/L。糖化血红蛋白 8.5%,在医生的指导下,目前予以"门冬胰岛素 30,早 16 IU,晚 12 IU"皮下注射,同时口服"二甲双胍 0.5 g,每日 2 次"和"丹蛭降糖胶囊 5 粒,每日 3 次",今日空腹血糖 6.8 mmol/L,餐后 2 h 血糖 9.1 mmol/L,糖化血红蛋白 6.6%,HLA-B27 阴性。$L_{2\sim4}$ 椎体骨密度 0.88 g/cm^2,腰椎 MRI 可见 L_2、L_3 椎间盘轻度膨出。

刻下:近 3 个月反反复复出现腰背酸痛,疲劳乏力,肢体麻木,屈伸不利,眩晕耳鸣,偶有遗精,性欲下降,睡眠欠佳,纳食一般,二便调。舌淡,苔薄白,脉沉细。

【诊断】 西医诊断:糖尿病性骨质疏松症;中医诊断:消渴、骨痿(肝肾亏虚证)。

【治法】 补益肝肾。

【处方】 龟板胶 20 g(先煎),鹿角胶 15 g(先煎),菟丝子 15 g,芡实 15 g,黄柏 12 g,知母 10 g,熟地黄 12 g,白芍 12 g,锁阳 10 g,陈皮 10 g,独活 10 g,远志 12 g,首乌藤 12 g。14 剂,水煎服,每日 1 剂。

【复诊】 2019 年 10 月 21 日二诊。患者诉腰部酸痛减轻,仍有疲劳感,无遗精,纳寐一般,二便正常。舌质偏暗,苔薄白,脉沉涩。自诉近期血糖控制良好。予以调整药物,去菟丝子、芡实、远志、首乌藤,加黄芪 15 g,当归 10 g,丹参 15 g,14 剂,水煎服,每日 1 剂,分 2 次服用,嘱其适当运动,多晒太阳,避免劳累。

2019 年 11 月 4 日三诊。患者诉腰部酸痛及疲劳感明显减轻,余未诉明显不适。舌淡红,苔薄白,脉沉。上方去丹参,10 剂,嘱其多食动物肝脏,适当运动,多晒太阳,不适随诊。

【按语】 肝主藏血,肾主藏精,肝肾同源,精血互生互化。患者年老体虚,消渴日久,肝肾不足,精血乏源,正如《素问·痿论》曰:"宗筋主束骨而利机关也。"故可见腰背酸痛,疲劳乏力,肢体麻木,屈伸不利,眩晕耳鸣。肾精属阴,肾精亏虚,肾气不固,可见遗精,性欲下降。肾阴不足,水火不济,心肾不交,可见失眠。舌淡,苔薄白,脉沉细均为肝肾亏虚之象。治宜补益肝肾,方选壮骨丸加减。方中龟板胶、鹿角胶滋补肝肾,益精养血,为君药。菟丝子、芡实补肾固精,聪耳明目;《草本正》中"古书言知母佐黄柏滋阴降火,有金水相生之义,盖谓黄柏能制膀胱、命门阴中之火,知母能消肺金,制肾水化源之火,去火可以保阴,是即所谓滋阴也",讲的就是知母和黄柏的作用,两药相合,共奏滋阴降火、补肝肾、养精血等作用,可以治疗肾阴虚引起的脱发、阳痿、早泄等疾病。以上四药共为臣药。熟地黄、白芍滋阴养血,锁阳温肾益精,润肠通便,共为佐药。陈皮理气调中,燥湿化痰,以防众多滋补之药滋腻碍胃;独活祛湿止痛,尤以腰、膝、腿、踝等下部痹证疼痛最为常用,为佐使药。患者睡眠不佳,加用远志、首乌藤交通心肾,宁心安神,通络止痛。全方不温不燥,寒温并用,共奏补益肝肾、益精养血之功。二诊时患者疲劳明显,结合舌苔脉象,考虑患者兼有气虚血瘀之象,故加黄芪、当归、丹参益气养血活血;患者睡眠改善,因此去除远志和首乌藤;无遗精现象,再减去菟丝子和芡实。三诊时患者无明显血瘀之症,故去丹参,再拟 10 剂,巩固治疗,以善其后。

案 2.

> 消渴骨痿之脾肾,先天后天共存恩。
> 先天不好已成局,不如加强补脾胃。

邢某,女,59 岁,2019 年 11 月 20 日初诊。

【主诉】 发现血糖升高 12 年,腰骶部疼痛半个月。

【病史】 患者于 12 年前因口干、多饮、多尿、消瘦就诊于合肥市第一人民医院内分泌科,空腹血糖及餐后 2 h 血糖均升高,住院后经过系统检查明确诊断为"2 型糖尿病"。后一直坚持正规降糖治疗,控制饮食,适当运动,自诉血糖控制尚可。患者平素喜欢练习八段锦、太极剑,今日空腹血糖 5.9 mmol/L,餐后 2 h 血糖 8.3 mmol/L,糖化血红蛋白 5.7%。$L_{2\sim4}$ 椎体骨密度 0.81 g/cm^2,自身抗体阴性,HLA-B27 阴性。

刻下:近半个月来腰骶部疼痛不已,活动和夜间尤为明显,难以持重,疼痛部位固定,大便时溏,形体消瘦,畏寒怕冷,因疼痛影响睡眠。舌质紫暗,苔少,脉细涩。

【诊断】 西医诊断:糖尿病性骨质疏松症;中医诊断:消渴、骨痿(脾肾两虚夹瘀证)。

【治法】 健脾益肾,活血化瘀。

【处方】 黄芪 15 g,杜仲 15 g,熟地黄 15 g,白术 15 g,茯苓 12 g,枸杞子

15 g,淫羊藿 12 g,续断 15 g,骨碎补 15 g,豨莶草 12 g,伸筋草 20 g,蜈蚣 2 条,全蝎 12 g,威灵仙 15 g,丹参 12 g。14 剂,水煎服,每日 1 剂。

【复诊】 2019 年 12 月 4 日二诊。患者诉腰骶部疼痛略减轻,大便正常,睡眠好转。舌淡暗,苔薄,脉沉细。原方去茯苓,加鸡血藤 15 g,当归 12 g。14 剂,水煎服,每日 1 剂。嘱其适当运动,练习八段锦、太极剑等,多晒太阳。

2019 年 12 月 18 日三诊。患者诉腰骶部疼痛明显减轻,二便正常,纳寐尚可。舌淡,苔薄白,脉细弱。拟上方去豨莶草、全蝎,其余药物同前,继续服用 14 剂,水煎服,每日 1 剂。

【按语】 患者体质衰弱,脾气亏虚,运化失常,肾精亏少,髓海空虚,无法充养骨骼,骨枯不用,故见腰骶部疼痛不已,活动后尤为明显,难以持重,疼痛部位固定,大便时溏,形体消瘦。肾阳肾阴偏衰,脾虚气血生化乏源,气虚无力推动,引发血瘀,故见夜间疼痛明显,畏寒怕冷。舌质紫暗,苔少,脉细涩皆为脾肾亏虚夹瘀之象。精血来源于先天或后天,禀赋不足,先天已定,故精血亏虚着重调补中土,有避重就轻之巧,方中黄芪、白术、茯苓益气健脾,合杜仲、续断可补肾健脾,强筋健骨,活血通脉;枸杞子、熟地黄、淫羊藿具有补肾壮阳、益精生髓之效;续断、骨碎补、蜈蚣、全蝎合用可壮骨补钙、通络镇痛;丹参养血活血;豨莶草、伸筋草、威灵仙可祛风除湿、舒筋通络。诸药合用,共奏补肾、健脾、通络之效,达到标本兼顾的目的。二诊时患者疼痛略好转,大便正常,故去茯苓,加用当归、鸡血藤以加强养血活血、通络止痛之功。因疼痛减轻,嘱患者适当运动,调理全身气血,有助于恢复健康。三诊时患者腰骶部疼痛明显减轻,故在前方基础上去豨莶草、全蝎,继续巩固治疗,促进康复。

案 3.

> 消渴骨痿腰酸痛,脾肾亏虚夹瘀重。
> 补肾健脾生髓充,强筋健骨经络通。

吕某,男,55 岁,2019 年 10 月 13 日初诊。

【主诉】 腰背及双下肢酸痛半年。

【病史】 患者患糖尿病 10 年,现口服二甲双胍肠溶胶囊 0.5 g,每日 2 次,阿卡波糖 50 mg,每日 3 次,血糖控制欠佳。近半年来腰背及双下肢酸痛,遇寒及劳累后疼痛加重,倦怠乏力,大便溏泻,每日 3 次,舌质紫暗,有瘀斑,边有齿痕,苔白,脉细滑。空腹血糖 8.2 mmol/L。骨密度检查:腰椎、股骨颈骨密度小于同性别峰值 2.5 个标准差。

【诊断】 西医诊断:2 型糖尿病合并骨质疏松;中医诊断:消渴、骨痿(脾肾亏虚夹瘀证)。

【治法】 补肾健脾,祛瘀止痛。

【处方】 黄芪 20 g,淫羊藿 10 g,补骨脂 15 g,杜仲 20 g,续断 15 g,肉苁蓉 15 g,狗脊 20 g,山茱萸 10 g,枸杞子 20 g,生地黄 30 g,连翘 10 g,首乌藤 15 g,川芎 15 g,鸡内金 10 g,龙骨 20 g,怀牛膝 10 g。15 剂,每日 1 剂,分 2 次温服。嘱其继用原降糖方案并配合饮食控制。嘱患者低盐、低脂糖尿病饮食,禁食辛辣刺激之品,注意休息,保持心情畅达。

【复诊】 2019 年 10 月 28 日二诊。诸症减轻,效不更方。

2020 年 1 月 28 日三诊。患者不适症状基本消失,空腹血糖 6.7 mmol/L。嘱其继服原方,6 个月随诊复查骨密度检查:腰椎、股骨颈骨密度小于同性别峰值 2.0 个标准差。

【按语】 糖尿病性骨质疏松症多病程漫长,且病机复杂。此患者病程 10 年,就诊时以倦怠乏力,大便溏泻,腰膝酸软,双下肢酸痛,遇寒加重为主。笔者认为,患者久病致虚、寒、瘀,故予以健脾温肾,祛瘀止痛,证药相合,终获良效。糖尿病性骨质疏松症的治疗注重标本兼顾,其本虚,重在脾肾两虚,故予健脾肾。因肾主元阳而藏精,元阳温煦而助生化,精能生髓,髓充而骨强;若肾虚则元阳不足,肾精亏虚,不能温煦,且助脾阳乏力。脾为气血生化之源,主运化,为骨强盛之物质来源。脾伤则气血不足,不能施精于肾;肾损又失脾精的益助,从而造成肾精亏耗,不能温润筋骨,故以健脾肾、强筋骨之法治本。其标实,主在瘀毒阻络,"久病必虚,因虚致瘀,瘀久化毒",故以祛瘀清毒之法治标。该方中黄芪补气健脾,增强运化功能,为"补骨"提供物质源泉。淫羊藿、补骨脂补肾壮阳,强筋骨。杜仲、续断补肝肾,强筋骨;山茱萸、肉苁蓉补肾助阳;狗脊、枸杞子滋补肝肾;生地黄清热凉血;连翘清热解毒,消肿散结。连翘可达通十二经络以止痛,且清毒热防温补太过之虞。首乌藤养血安神,祛风通络。龙骨镇静安神、平肝潜阳。川芎活血行气,祛风止痛。鸡内金健脾固精,消积化瘀,善消脾胃之积,凡虚劳之证,其经络多瘀滞,加鸡内金于滋补药中,以化其经络之瘀滞,而病始可愈。怀牛膝活血通筋,补肝肾,强筋骨,引血下

第二章 糖尿病治验

行。诸药共奏健脾肾、强筋骨、祛瘀痛之功。

参考文献

[1] Ma R，Zhu R，Wang L，et al. Diabetic osteoporosis：a review of its traditional Chinese medicinal use and clinical and preclinical research[J]. Evidence-Based Complementary and Alternative Medicine，2016，2016：3218313.

[2] 黄杏.老年骨后疏松性椎体压缩骨折患者骨密度与中医体质类型相关研究[J].中医临床研究，2017，9(12)：86-89.

[3] 徐文霞，舒仪琼，方朝晖.试从"治痿独取阳明"论治糖尿病骨质疏松症[J].河北中医，2019，41(7)：1094-1097.

[4] 郑利钦，林梓凌，郑永泽.基于关联规则分析熟地黄配伍规律对防治骨质疏松症的启示[J].环球中医药，2018，11(12)：1897-1930.

第十三节　糖尿病性皮肤瘙痒症

一、概述

糖尿病患者往往在发病的初期无明显临床症状。因此，部分病情较轻或刚刚发病的糖尿病患者不重视对本病的治疗。糖尿病患者的血糖水平若得不到有效的控制，则容易出现多种并发症。研究显示[1]，皮肤瘙痒症在糖尿病患者中很常见，据统计发生率为7%～43%。糖尿病性皮肤瘙痒症易发生在秋冬干燥季节，最典型的临床症状是局部或全身皮肤瘙痒，呈游走性、阵发性，可在夜间加重，严重威胁着患者的身心健康，影响其生活质量[2]。糖尿病患者发生皮肤瘙痒后容易导致自主神经功能紊乱，从而降低患者的排汗量，最终导致细菌、真菌、病毒等微生物在皮肤表面繁殖，进而引起局部或全身皮肤感染，严重时还会诱发念珠菌病、体癣或股癣，加重了患者的皮肤损伤[3]。祖国医学认为糖尿病皮肤瘙痒与"久病多瘀""久病入络""瘀以发渴""久病致虚""因虚致痒"极为相似，属于"消渴"合并"风瘙痒"范畴，认为本病内因多与脏腑气血相关，外因则与风、湿、热、虫等相关，瘀血贯穿于本病始终。中国古代文献中关于痒的论述很多。早在《黄帝内经》已有"诸痛痒疮，皆属于心""诸痛为实，诸痒为虚"的记载。隋朝《诸病源候论》记载"风瘙痒者，是体虚受风，风入腠理，与血气相搏,而惧往来于皮肤之间。邪气微,不能冲击为痛,故但瘙痒也",认为瘙痒多与风邪相关。本病以风、湿、热为主,外风多为风湿、风热,内风则为阴虚生风、血虚生风、血瘀生风。清代《外科证治全书》指出:"痒风,遍身瘙痒,并无疮疥,搔之不止。"并提出了病机及治疗禁忌为"肝家血虚,燥热生风,不可妄投风药"。该书还有阴痒、肛门作痒等局限性瘙痒症的记载,认为"阴痒,三虫在肠胃,因脏虚蚀阴,微则痒,甚则痛"。此症亦有肝脾亏损,湿热下注而痒者。总之,本病虚证以血虚肝旺为主,实证以湿热蕴结为主,瘀血贯穿于任何阶段。

根据糖尿病性皮肤瘙痒症的病因病机,笔者将其主要分为湿热蕴结型和血虚肝旺型。①湿热蕴结型。主症:全身或局部皮肤瘙痒,尤以下肢皮肤瘙痒明显,外阴肛门潮湿瘙痒,皮肤瘙痒处抓破渗液结痂,遇热痒重,舌红苔黄腻,脉滑或滑数。治法:清热利湿,祛风止痒。基础方组成:龙胆草 10 g、黄芩 10 g,栀子 10 g,生地黄 10 g,当归 10 g,车前子 15 g,泽泻 10 g,地肤子 15 g,白鲜皮 15 g。②血虚肝旺型。主症:全身或局部皮肤干燥,瘙痒无度,夜间为甚,抓痕血痂遍布,心烦急躁,夜寐欠安,舌质淡红,苔白或薄白,脉弦细。治法:养血润燥,平肝息风。基础方组成:当归 10 g、川芎 10 g、白芍 10 g、生地黄 12 g、蒺藜 20 g、何首乌 10 g、牡丹皮 10 g、皂角刺 10 g、钩藤 10 g。将上述中药以水煎服,每日 1 剂,分 2 次口服。笔者除了强调辨证以外,还根据瘙痒部位的不同加用相关药物。例如,针对上半身瘙痒严重患者加入羌活、菊花;针对下半身瘙痒严重者加入川牛膝、独活;针对全身皮肤泛发者加入淡防风、浮萍。另外,针对夜间瘙痒严重者可加入酸枣仁、生龙骨。患者局部瘙痒明显或继发湿疹,或伴有苔藓样改变,常常配合中药外洗局部瘙痒的部位。古人曰"湿胜则痒",故祛湿止痒是治疗的关键,再根据糖尿病"久病必瘀"的特点,故外洗方多采用活血化瘀、祛湿止痒之剂,外洗中药的基础方为蛇床子、地肤子、白鲜皮、苦参各 30 g,桃仁、红花、生甘草各 20 g。将上述中药以水煎煮后去渣取汁。用该药液擦洗瘙痒的部位,每日擦洗 1～2 次。

二、病案举例

案 1.

消渴病并皮肤痒,湿热蕴结是实证。

祛湿活血外洗方,内服外用彰奇功。

吴某,男,55岁,2019年11月18日初诊。

【主诉】 皮肤瘙痒2月余。

【病史】 患者有2型糖尿病病史12年,目前西药予以二甲双胍0.5 g,口服,2次/日;瑞格列奈1 mg,口服,3次/日;阿卡波糖50 mg,口服,3次/日。三联用药血糖控制较平稳,平素空腹血糖波动在6~7 mmol/L;餐后2 h血糖波动在8~9 mmol/L。现全身散在性皮肤瘙痒2个月,前期使用了复方醋酸地塞米松乳膏及氢化可的松乳膏等多种皮肤病外用药物,均无缓解。

刻下:全身散在性皮肤瘙痒,肛门潮湿瘙痒尤其突出,遇热痒重,抓痕、结暗红色血痂,双下肢色素沉着尤其明显,呈继发湿疹样变或苔藓样改变,伴有失眠烦躁,大便干结,舌质红,苔黄腻,脉滑数。

【诊断】 西医诊断:2型糖尿病(糖尿病性皮肤瘙痒症);中医诊断:消渴、风瘙痒(湿热蕴结证)。

【治法】 清热利湿,活血化瘀,祛风止痒。

【处方】 蒲公英30 g,栀子10 g,生地黄10 g,当归10 g,炒黄连9 g,干连翘12 g,泽泻10 g,车前子12 g,土茯苓、赤芍、白芍各15 g,蛇床子12 g,蝉蜕10 g,淡防风12 g,酸枣仁、远志各12 g,炙甘草8 g。7剂,每日1剂,分2次口服。并予以中药方蛇床子、地肤子、白鲜皮、苦参各30 g,黄芩、黄柏、桃仁、红花、生甘草各20 g,7剂,适温洗浴肛门和双下肢部位20~30 min,水温35~40℃,2次/日,7日为1个疗程,嘱其忌食腥发之物,避免加重病情。

【复诊】 2019年11月25日二诊。治疗7日后其全身散在性皮肤瘙痒明显减轻,抓痕及血痂、颜面部色素沉着、继发湿疹样变显著改善,失眠烦躁好转,大便偏稀,舌质略红,苔薄黄微腻,脉滑,上方去酸枣仁、远志、蒲公英、干连翘,再服10剂;外洗方药不变,继续外洗10日。

2019年12月5日三诊。10日后全身皮肤光洁,无皮肤瘙痒及抓痕,心情平和,精神一般,饮食尚可,夜能安睡,二便正常,舌质略红,苔薄黄,脉滑。守前方再巩固7日,随访患者病情无反复。

【按语】 患者消渴日久,阴虚内热,湿毒蕴藉,湿热下注,蕴阻肌肤,不得疏泄,故见皮肤作痒,肛门部位及下肢尤为明显。治以清热利湿、活血化瘀、祛风止痒之剂,方中蒲公英清热解毒,清利湿热,消痈散结,利尿通淋;干连翘清热解毒,消肿散结,疏散风热;栀子泻火除烦,凉血解毒,清利湿热;炒黄连清热燥湿,泻火解毒;土茯苓清热解毒除湿;泽泻利水渗湿,泻热化浊;车前子利水通淋,清热明目;生地黄清热凉血,养阴生津;当归补血活血,润肠通便;赤芍清热凉血,散瘀止痛;白芍养血活血,柔肝止痛;蛇床子燥湿杀虫,散寒祛风;蝉蜕清热散结,凉血止痛,息风止痉;淡防风祛风解表,胜湿止痛;酸枣仁补益肝肾,养心安神;远志消散痈肿,安神益智;炙甘草调和诸药,清热解毒,缓急止痛。全方共奏清热利湿、滋阴养血、活血化瘀、祛风止痒之功。外洗方中黄芩、黄柏、苦参清热燥湿,祛风杀虫;蛇床子、地肤子、白鲜皮清热利湿,祛风止痒;桃仁、红花活血化瘀;炙甘草缓急止痛,清热解毒。全方共奏清热利湿、活血化瘀、祛风止痒之效。内外合用,效果更佳。二诊时失眠烦躁好转,故去酸枣仁、远志;大便偏稀,故减少苦寒清热之药,因此去蒲公英和干连翘。继续治疗以观其效。三诊时二便正常,夜寐能睡,皮肤光洁,继续用药,巩固效果。

案 2.

> 消渴病并皮肤痒,血虚肝旺是虚证。
> 外用祛湿活血剂,内外合治用之康。

王某,女,64 岁,2019 年 10 月 11 日门诊初诊。

【主诉】 全身散在性皮肤瘙痒已 3 个月。

【病史】 患者既往患有 2 型糖尿病 21 年,西药长期予以沙格列汀 5 mg,口服,1 次/日;二甲双胍 0.5 g,口服,2 次/日,两药联合口服,血糖控制尚平稳。现无明显诱因出现全身散在性皮肤瘙痒已 3 个月,曾于西医皮肤病专科治疗,给予氯雷他定片口服及复方醋酸地塞米松乳膏外涂,均无明显好转,故来安徽省中医院内分泌科门诊就诊。

刻下:躯干及四肢散在性皮肤瘙痒无度,抓痕血痂遍布,腹股沟处呈继发湿疹样变,局部色素沉着,夜间尤其严重,难以入睡,伴有情绪急躁,心烦不宁,二便正常,舌质淡红,苔白,脉弦细。

【诊断】 西医诊断:2 型糖尿病(糖尿病性皮肤瘙痒症);中医诊断:消渴、风瘙痒(血虚肝旺证)。

【治法】 养血润燥,平肝息风。

【处方】 当归 15 g,川芎 12 g,川牛膝 12 g,白芍 10 g,生地黄 12 g,何首

乌 10 g,蒺藜 20 g,牡丹皮、皂角刺、钩藤各 10 g,苦参、海桐皮各 10 g,珍珠母 20 g(先煎),炙甘草 8 g。14 剂,每日 1 剂,分 2 次口服。并用中药方蛇床子、地肤子、白鲜皮、苦参各 30 g,桃仁、红花、生甘草各 20 g,适温洗浴腹股沟处 20~30 min,水温 35~40℃,每日 2 次,7 日为 1 个疗程,给予 2 个疗程。

【复诊】 2019 年 10 月 25 日二诊。治疗 7 日后其躯干及四肢散在性皮肤瘙痒明显减轻约 70%,湿疹消失,抓痕及血痂、局部色素沉着等消减大半,夜能入眠,情绪平和,面有笑容,小便黄清,大便黄软,舌质偏红,苔薄黄,脉细数。前方内服药去珍珠母、苦参、海桐皮,加地肤子、白鲜皮各 10 g,外洗方药不变,口服加外洗中药继续使用 7 日。

2019 年 11 月 1 日三诊。再次治疗 7 日后,患者全身皮肤无明显瘙痒,无抓痕及血痂,局部皮肤色素沉着变淡,纳寐尚可,二便正常。舌质淡红,苔薄黄,脉细。前方内服药去地肤子、白鲜皮,继续内服 3 剂,中药外洗方继续外用 3 日,以巩固治疗,随访半个月患者病情无反复。

【按语】 患者为老年女性,消渴病久,血虚肝旺,血虚则肌肤失养,肝旺则风从内生,风胜则血燥,风动则痒,故予以养血润燥、平肝息风之剂,方中当归、川芎、生地黄、白芍合何首乌养血润燥,蒺藜、钩藤平肝息风,皂角刺祛风止痒,牡丹皮清热凉血,活血化瘀,治疗血中之虚热;川牛膝活血化瘀,祛风利湿,尤其善于治疗下身之皮肤瘙痒;肝旺阳亢,急躁易怒,心烦不宁,难以入睡,故加珍珠母平肝潜阳,镇静安神;苦参、海桐皮清热燥湿,活血化瘀,杀虫祛风。全方精简,共奏养血润燥、平肝息风、祛湿止痒之效。腹股沟湿疹处予以活血化瘀、祛湿止痒之剂外洗,直达病所,内外合用,疗效显著。二诊时皮肤瘙痒大减,夜间能够入睡,故去珍珠母、苦参、海桐皮,加用地肤子、白鲜皮以加强祛湿止痒之功,其余治疗同前。三诊时皮肤无瘙痒,局部色素沉着变淡,可见病情逐渐好转,故内服方去地肤子、白鲜皮,外洗方不变,内外合用 3 日,以巩固治疗,彻底扫除后患。"消渴"并"风瘙痒"与"久病多瘀""瘀以发渴""久病致虚""因虚致痒""湿胜则痒"密切相关,笔者认为糖尿病性皮肤瘙痒症的虚证以血虚肝旺为主,实证以湿热蕴结为主,瘀血贯穿于任何阶段。在治疗上,提出要辨证论治,内外合治,分清部位,全面权衡病证的轻重缓急,综合运用养血润燥、平肝息风、清热利湿、活血化瘀、祛风止痒及中药外洗等法,精心组方,方能收效。此外,还要注重生活调护,发病期间勿食辛辣刺激及腥发之物,日常生活中清洗皮肤时水温不宜过高,以防止加重皮肤损伤。

案 3.

消渴久病毒入里,阴虚内热瘀毒蕴。

清热凉血祛风寻,湿毒透表病痊愈。

滕某,女,66 岁,2019 年 10 月 11 日门诊初诊。

【主诉】 全身散在性皮肤瘙痒 1 个月。

【病史】 患者既往有 2 型糖尿病 15 年,西药长期予以沙格列汀 5 mg,口服,每日 1 次;二甲双胍 0.5 g,口服,每日 2 次。血糖控制尚平稳。现无明显诱因出现全身散在性皮肤瘙痒已 1 个月,曾于西医皮肤病专科治疗,给予氯雷他定及肤痒颗粒口服,复方醋酸地塞米松乳膏外涂,均无明显好转,故来安徽省中医院内分泌科门诊就诊,症见:躯干及四肢散在性皮肤瘙痒剧烈,抓痕、结暗红色血痂、腹股沟处呈继发湿疹样变,局部色素沉着,夜间尤其严重,难以入睡,伴有情绪急躁,心烦不宁,小便深黄,大便干结,舌质红,苔黄白,脉弦数。

【诊断】 西医诊断:糖尿病性皮肤瘙痒症;中医诊断:消渴、风瘙痒(血热蕴结证)。

【治法】 清热凉血,祛风活血止痒。

【处方】 苦参 30 g,白鲜皮 30 g,黄芩 30 g,黄柏 30 g,蒲公英 30 g,蒺藜 30,马齿苋 30 g,栀子 20 g,桃仁 20 g,瓜蒌子 20 g,丝瓜络 20 g,紫花地丁 20 g,地肤子 20 g,僵蚕 20 g,桑枝 20 g,凌霄花 20 g。10 剂,外洗,每日 1 次。老年女性,消渴病久,阴虚内热,瘀毒蕴于肌表,发为瘙痒之证,经抗过敏、止痒及外用药物治疗未曾取得实效,嘱其忌食辛辣及腥发之物以避免加重病情,治疗上选择用中药方适温洗浴 30～40 min。使用方法:将上药以水 5 000 mL 武火煎取 4 000 mL 后,适温洗浴 30～40 min。每日 1 次,10 日为 1 个疗程。

【复诊】 2019 年 10 月 21 日二诊。治疗后其躯干及四肢散在性皮肤瘙痒明显减轻约 80%,抓痕及血痂、局部色素沉着等消减大半,夜能入眠,情绪平和,面有笑容,小便黄清,大便黄软,舌质偏红,苔薄黄,脉细数。再守前方巩固 15 日而愈,随访半个月患者病情无反复。

【按语】 糖尿病性皮肤瘙痒症病因病机:三消之疾,本湿寒之阴气极衰,燥热之阳气太甚,皆因饮食失节,肠胃干涸,而气液不得宣平,或耗乱精神,过违其度,或因大病,阴气损而血液衰虚,阳悍而燥热郁甚;或因久嗜咸物,恣食炙爆,饮食过度所致。《素问·至真要大论》中"诸痛痒疮,皆属于心",就是说各种痈肿、溃疡、湿癣,都与心火和肺热有关。张从正曰:"其治法多端,温者清之,燥者润之,湿者燥之,……摩之益之,薄之劫之,……适足为用,各安其气,必清必净,而病气衰去,脏腑和平,归其所宗,此治之大体也。"基于上述理论及长期的临床治疗经验,笔者在治疗本病组方中采用:苦参、黄芩、黄柏、紫花地丁大剂量清热燥湿;其中大剂量苦参为君药,苦参浴能够清除下焦湿热,并且杀虫止痒,对湿疹疥癣引起的皮肤瘙痒有很好的缓解作用,《滇南本草》曰:"凉血,解热毒……疗皮肤瘙痒,血风癣疮,顽皮白屑。"现代药理研究:苦参碱可降低过敏介质的释放,为免疫抑制剂。栀子、僵蚕、白鲜皮、蒺藜、地肤子清心透皮、祛风止痒,《本草经疏》曰栀子:"清少阴之热,则五内邪气自去,胃中热气亦除……其主赤白癞疮疡者,即诸痛痒疮疡皆属心火之谓。"桃仁、瓜蒌子活血化瘀,润燥通络。凌霄花具有行血去瘀、凉血祛风之功,《本草纲目》曰:"凌霄花……手足厥阴经药也,能去血中伏火,故主血热生风之证也。"《滇南本草》曰:"祛皮肤瘙痒,消风解热。"《医学正传》曰:"治通身痒。"蒲公英、马齿苋有清热消肿、收湿止痒的作用,马齿苋入心经,可以清心火,入肺经,可以散肺热,它的排毒功效既走血分,又走皮肤,内外兼治。《本草纲目》曰丝瓜络:"能通人脉络脏腑,而去风解毒,消肿化痰,祛痛杀虫,治诸血病。"桑枝能祛血中风热,《本草图经》曰:"疗遍体风痒干燥,脚气风气,四肢拘挛,利小便,兼疗口干。"诸药外用,共奏清热凉血、祛风通络、活血止痒之功,又无口服汤药苦寒损胃之忧。通过以上药物煎药洗浴,透过皮肤腠理,使患者身肤长期所蕴之瘀热湿毒经由体表透于身外而病愈。

参考文献

[1] 方朝晖. 中西医结合糖尿病学[M]. 北京:学苑出版社,2011:290.

[2] Tseng H W, Ger L P, Liang C K, et al. High prevalence of cutaneous manifestations in the elderly with diabetes mellitus: an institution-based cross-sectional study in Taiwan [J]. Journal and the European Academy of Dermatology and Venereoloy,2015,29(8): 1631-1635.

[3] 王誉涵,刘玲玲. 糖尿病并发皮肤瘙痒的防治[J]. 中国糖尿病杂志,2015,23(5): 479-480.

第三章　妇科疾病治验

第一节　围绝经期综合征

一、概述

围绝经期综合征(又称更年期综合征),指妇女绝经前后出现性激素波动或减少所致的一系列以自主神经系统功能紊乱为主,伴有神经心理症状的证候[1]。临床症状主要表现为月经改变、潮热、睡眠障碍等,可伴有情绪改变、泌尿生殖症状、心血管症状、骨质疏松等。现代研究认为围绝经期综合征出现的根本原因是卵巢功能衰竭所引发的器官和组织退行性变化。流行病学调查显示,围绝经期综合征多发生于 45～55 岁,90％的妇女可出现轻重不等的症状[2]。目前临床治疗围绝经期综合征的主要方法是口服自主神经功能调节药物、激素替代疗法等,但囿于药物不良反应、副作用,取得的临床疗效十分有限。而近年来中医药在治疗围绝经期综合征方面取得了显著成效,现代研究亦证实常用补肾健脾方药可有效调节大脑皮质及下丘脑-垂体-肾上腺-卵巢轴各个环节,改善卵巢部分功能,提高雌激素水平。

根据围绝经期综合征的月经改变、潮热、潮红、情绪改变等表现,中医辨证将其归属于"经断前后诸证""脏躁""郁证"等范畴[3]。笔者认为围绝经期综合征系女子先天禀赋不足、后天调适失宜而致年高肾亏、情志不畅,肾精亏虚,气机阻滞,无以运化,痰瘀阻络,病位在肝、肾。笔者指出,围绝经期综合征病因病机为"肾虚肝郁为本,痰瘀阻滞为标",《素问·上古天真论》有云:"女子七岁,肾气盛,齿更发长;二七而天癸至,任脉通,太冲脉盛,月事以时下,故有子……七七任脉虚,太冲脉衰少,天癸竭,地道不通,故形坏而无子也。"肾为先天之本,主藏精气,故肾虚是围绝经期综合征的病变本质,肾精不足、肾阴亏虚均可出现生殖功能不全或衰退而致冲任失调、月经紊乱、潮热盗汗;肝气郁滞亦为主导病机，女子以肝为先天，以血为主，以气为用。围绝经期患者处于特殊生理时期，易忧思过度，使肝失疏泄、气机失调，《备急千金要方·妇人方上》曰："女人嗜欲多于丈夫，感病倍于男子，加以慈恋、爱憎、嫉妒、忧患，染着坚牢，情不自抑。"此外，肝肾同居下焦，肾藏精、肝藏血，精血互生，同源互资。《灵枢·天年》又云："五十岁，肝气始衰，肝叶始薄。"由于肾精不足、肝血亏虚致肝失濡养，疏泄失职；肾阴不足、水不涵木，或肝郁化火，灼伤阴液致肝肾阴虚，阴不潜阳，肝阳上亢而出现潮热汗出、抑郁、不寐、月经紊乱等症状。《丹溪心法》曰："百病中多有兼痰者。"唐宗海亦云："一切不治之症，皆由不善祛瘀所致。"肝主情志，脾在志为思，围绝经期女性忧思多虑，肝气郁滞，疏泄失司，加之现代饮食结构多膏粱厚腻之品，脾失健运，气不行津则津液无以正常敷布，生痰为害；气为血帅，肝郁气滞，日久不解，必致瘀血内停，妇人生理特点决定了其在经、产期均耗血伤血，痰瘀停聚则络脉瘀阻，而成痰瘀同病。患者多表现为失眠、头昏目眩、情绪低落、胸胁胀痛或闷痛、胃脘满闷不舒、恶心欲呕、纳差等。临床表现多样，主要以症状及舌脉判断最为直接，且万变不离其宗，总以痰瘀影响气血运行，阴阳失衡为本[4]。笔者在临证治疗上以补肾疏肝、化痰祛瘀为治则，同时结合围绝经期女性特殊生理特点，将心理调治贯穿始终。临证组方紧扣病机，从根本上综合治疗患者的失眠、情绪波动等多重问题，每每遣方用药，均细致精当。

二、病案举例

案1.

> 肝主疏泄肾主精，年过七七经不行。
> 治以疏肝兼补肾，化痰祛瘀能调经。

赵某，女，49岁，2019年12月10日初诊。

【主诉】 月经紊乱、面部色斑2年余。

【病史】 患者近2年月经来潮先后不定期，20~60日一行，量多少不一，偶有痛经，两颧部色斑呈进行性加重。辅助检查：性激素系列示FSH升高，E_2、孕酮水平下降；B超检查排除生殖系统肿瘤、妊娠。

刻下：月经紊乱、面部色斑，夜寐欠佳，平素需口服安眠药方能入睡，情绪急躁,大便秘结。舌淡苔少,可见瘀斑,脉弦涩。

【诊断】 西医诊断:围绝经期综合征;中医诊断:经断前后诸证(气滞血瘀证,阴虚为本)。

【治法】 滋阴疏肝,活血调经。

【处方】 茯苓、茯神各 20 g,桃仁、红花各 10 g,生麦冬 15 g,山茱萸 20 g,全当归 12 g,川牛膝 15 g,皂角刺 12 g,蒺藜 12 g,合欢花 12 g,百合 12 g,泽兰 12 g,泽泻 15 g,夏枯草 15 g,黄柏 15 g,炙甘草 8 g。15 剂,水煎服,每日 1 剂。

【复诊】 2019 年 12 月 28 日二诊。患者诉服上方 30 剂后前症均明显好转,服药期间口腔溃疡反复发作,遂于上方中去山茱萸、皂角刺,加竹茹 12 g,陈皮 15 g,再服 15 剂后患者月经来潮,诸症好转。

【按语】 笔者认为本案患者系后天调适失宜、情志不畅,致肝郁肾亏,瘀血阻络。肝肾同居下焦,精血互生,同源互资。由于肾精不足、肝血亏虚致肝失濡养,疏泄失职;肾阴不足、水不涵木,或肝郁化火,灼伤阴液致肝肾阴虚,阴不潜阳,肝阳上亢而出现情绪急躁、不寐、月经紊乱等症状[5]。方中茯苓、茯神宁心安神,桃仁、红花、全当归、川牛膝合泽兰、泽泻,共奏补血活血利水之功,生麦冬、山茱萸养肺润燥、益肾滋阴,百合、合欢花解郁安神,夏枯草、黄柏功专清虚热、降阴火,皂角刺、蒺藜活血化痰通络,使色斑自去而不伤气血。

案 2.

气阴两虚月经停,乏力心悸梦易醒。

益气安神并养阴,补中有泻诸症宁。

孙某,女,52 岁,2019 年 12 月 17 日初诊。

【主诉】 乏力、睡眠障碍 2 月余。

【病史】 患者既往睡眠尚可,2 个月前因家中琐事渐出现乏力、入睡困难,睡后易醒、多梦,每遇惊吓时即有心悸不适,难以缓解。患者自服"安神补脑口服液"等,未见明显疗效。患者 14 岁月经来潮,月经稀发,色淡,时有痛经,自 2019 年 5 月停经,至此次就诊月经未至。辅助检查:性激素六项示 FSH 升高,E_2、孕酮水平下降;B 超检查排除生殖系统肿瘤、妊娠。

刻下:乏力、入睡困难,多梦易醒,心悸不适,时有烦躁潮热,盗汗,面部痤疮,月经 7 个月未至,纳可,二便尚调。舌红苔少,脉沉细。

【诊断】 西医诊断:围绝经期综合征;中医诊断:经断前后诸证(气阴两虚证)。

【治法】 益气养阴。

【处方】 焦白术 20 g,广陈皮 15 g,全当归 15 g,玉竹 12 g,制远志 15 g,合欢皮 12 g,百合 12 g,郁金 12 g,煅龙骨、煅牡蛎各 30 g(先煎),石决明 20 g,炒黄芩 15 g,蛇床子 12 g,地肤子 12 g,土茯苓 12 g,金银花 15 g,白花蛇舌草 12 g。15 剂,水煎服,每日 1 剂。

【复诊】 2020 年 1 月 7 日二诊。15 剂后患者月经再潮,诉睡眠、情绪改善,仍有潮热盗汗,去白花蛇舌草、金银花,加用地骨皮 15 g,浮小麦 20 g,以加强滋阴敛汗之功,继用 15 剂,诸症痊愈。

【按语】 笔者认为本案患者先天禀赋不足,气血亏虚致月经稀发、色淡,冲脉空虚则胞宫失养,故伴痛经。年高肾亏更甚,阴血久耗,损及阴阳,阳亢于外则见烦躁不安,阳不入阴则夜寐不安、潮热盗汗,血虚心神失养则见乏力、心悸,舌脉皆为气阴两虚之征。本方功专益气养阴、宁心安神。以焦白术、广陈皮为君药,理气健脾,合全当归补血活血,瘀血去则新血自生;玉竹、制远志滋阴安神,百合、郁金功专清心宁神,煅龙骨、煅牡蛎、石决明重镇安神,炒黄芩、蛇床子清热凉血安神。地肤子、土茯苓、金银花、白花蛇舌草功善清热祛风,在临床治疗围绝经期综合征的应用中效如桴鼓。全方补中有泻,兼顾脾肾。

参考文献

[1] 罗颂平,谈勇.中医妇科学[M].北京:人民卫生出版社,2012.

[2] 陶敏芳.围绝经期管理与绝经雌激素治疗[J].中华生殖与避孕杂志,2018,38(6):439-440.

[3] 魏士雄,徐波,刘琼,等.探讨女性更年期失眠的中医发病机制及防治[J].时珍国医国药,2018,29(3):653-655.

[4] 李慧,洪建勋,林雪娟,等.围绝经期综合征的中医发病机理再认识[J].云南中医中药杂志,2016,37(8):18-20.

[5] 辛卫云,白明,苗明三,等.浅析补肾阳中药治疗围绝经期综合征[J].中医学报,2017,32(1):67-70.

第二节　围绝经期的多汗

一、概述

据世界卫生组织统计,女性发生自然绝经的年龄通常在 45～55 岁,截至 2015 年,我国目前约有 1.3 亿围绝经期妇女,预计到 2030 年将达 2.8 亿,全球将增长到 12 亿[1]。医学上所用的"围绝经期综合征"是指妇女在绝经前后由于雌激素水平波动或下降所致的自主神经系统功能紊乱为主,伴有神经心理症状的一组证候,它是卵巢功能衰退、生育功能趋于终止的表现,但每个人所表现的症状轻重不等,多发生于 45～55 岁。由于生活节奏快、工作压力大,女性进入围绝经期有提前趋势。笔者根据临床经验发现,围绝经期是每个女人必然经历的阶段,围绝经期是正常的生理变化,大多数妇女没有任何不适,也有些人有某些不适。主要表现:①月经改变,大多数妇女月经变化从 40 岁左右开始,绝经年龄平均为 49.5 岁。②泌尿生殖道改变,生殖器官开始萎缩,黏膜变薄。③神经精神症状,主要为潮红、阵阵发热、出汗等血管舒张症状,以及情绪不稳定、激动易怒、抑郁多烦、记忆力减退、工作能力下降等。④皮肤皱纹逐渐增多,有的出现瘙痒、毛发开始变白脱落。⑤心血管系统变化,血压易波动,常出现高血压、心前区闷痛不适、心悸、气短。⑥骨质疏松,从 40 岁左右起,女性骨质开始脱钙,可导致骨质疏松。女性骨折的发生率为男性的 6～10 倍。

妇女在绝经期前后因月经紊乱可出现潮热、盗汗、腰膝酸软、失眠健忘等症状,传统医学典籍中对于此类疾病多以"月经病""脏躁""心悸""头痛"等进行论述。传统医学认为肾为先天之本,主生殖。肾气的盛衰及天癸充盈与功能有着密切的关系,认为其主要病机为肾阴阳失调[2]。在《素问·上古天真论》中写道:"女子七岁肾气盛,齿更发长……七七任脉虚,太冲脉衰少,天癸竭,地道不通,故形坏而无子。"可见肾对于人体的生长发育有着重要的作用,同时还可通过任冲二脉对月经及生殖功能进行调节,妇女至七七之年,肾气虚衰天癸耗竭,任冲二脉无法充盈而致阴精不足于化生阴血,无法滋润、濡养体内各脏器。女子阳常有余,阴常不足,因此本病以肾阴不足为主,肾水不足,无法上济心火,可致心肾不交,久之可出现阴损及阳而致肾阴阳两虚,因此对于本病的治疗以维持心肾互济、阴阳平衡为主[3]。在以上症状中,女性最常见的是潮热多汗、心慌心悸等症状,是围绝经期最常见的血管舒缩症状,困扰很多女性。

二、病案举例

案1.

> 月事不时潮热汗,肾气衰微天癸竭,
> 治之重在调补虚,症状消失身体康。

任某,女,40 岁,2019 年 10 月 24 日初诊。

【主诉】 盗汗伴心慌不适 2 年。

【病史】 患者 2 年前无明显诱因出现盗汗,伴明显头晕、心慌,时有烘热,性情急躁。末次月经为 2019 年 10 月 13 日,量正常,月经周期 28~30 日,经期 3~5 日,色暗红,无血块,无痛经。查体:颈软,气管居中,甲状腺未触及肿大。心率 70 次/分,律齐,未闻及杂音。双肺正常,肝脾不大,双下肢无水肿。

刻下:盗汗,烘热,心慌头晕,纳尚可,寐欠佳,小便正常,大便 2~3 日一次。舌淡苔薄白,脉细数。

【诊断】 西医诊断:围绝经期综合征;中医诊断:盗汗(阴虚火旺证)。

【治法】 滋阴养心安神。

【处方】 茯苓 20 g,茯神 20 g,全当归 15 g,牡丹皮 15 g,生麦冬 20 g,郁金 12 g,夏枯草 10 g,绵茵陈 12 g,煅龙骨 30 g(先煎),煅牡蛎 30 g(先煎),生地黄 20 g,五味子 10 g,金樱子 10 g,全瓜蒌 15 g,淡竹茹 12 g,厚朴 12 g,炙甘草 8 g。水煎服,每日 1 剂,早晚分服,21 剂。

【复诊】 2019 年 11 月 16 日二诊。患者遵医嘱按上方服用 21 日,后患者盗汗较前有所好转,头晕、心慌明显减轻,睡眠较前有所改善,患者诉近来纳差、腹胀,舌淡苔薄白,脉细数。上方去煅龙骨,煅牡蛎,加炒谷芽、炒麦芽各12 g。水煎服,每日 1 剂,早晚分服。7 剂。

2019 年 11 月 24 日三诊。患者诉上述症状明显缓解。效不更方,嘱患者上方再服 14 日,上述症状基本缓解。

【按语】　笔者指出本病应着重辨明阴阳虚实。一般来说,汗证以虚者多。自汗多属气虚不固;盗汗多属阴虚内热。但因肝火、湿热等邪热郁蒸所致者,则属实证。病程久者或病变重者会出现阴阳虚实错杂的情况。自汗久则可以伤阴,盗汗久则可以伤阳,出现气阴两虚或阴阳两虚之证。虚证当根据证候的不同而治以益气、养阴、补血、调和营卫;实证当清肝泻热,化湿和营;虚实夹杂者,则根据虚实的主次而适当兼顾。此外,由于自汗、盗汗均以腠理不固、津液外泄为共同病变,故可酌加麻黄根、浮小麦、糯稻根、五味子、瘪桃干、牡蛎等固涩敛汗之品,以增强止汗的功能。阴虚火旺烦劳过度,亡血失精,或邪热耗阴,以致阴精亏虚,虚火内生,阴津被扰,不能自藏而外泄,导致盗汗或自汗。患者辨证为阴虚火旺,兼有心血不足。故治疗上应标本兼治。笔者认为汗证是指由于阴阳失调,腠理不固,而致汗液外泄失常的病证。其中,不因外界环境因素的影响,而白昼时时汗出,动辄益甚者,称为自汗;寐中汗出,醒来自止者,称为盗汗,亦称为寝汗。正常的出汗,是人体的生理现象,本节所论述的自汗、盗汗,均为汗液过度外泄的病理现象。《明医指掌·自汗盗汗心汗证》对自汗、盗汗的名称做了恰当说明:"夫自汗者,朝夕汗自出也。盗汗者,睡而出,觉而收,如寇盗然,故以名之。"盗汗是临床杂病中较为常见的一个病证,中医对其有比较系统、完整的认识,若辨证用药恰当,一般均有良好的疗效。《医学正传·汗证》曰:"若夫自汗与盗汗者,病似而实不同也。其自汗者,无时而濈濈然出,动则为甚,属阳虚,胃气之所司也;盗汗者,寝中而通身如浴,觉来方知,属阴虚,营血之所主也。大抵自汗宜补阳调卫,盗汗宜补阴降火。"

案2.

心血不足汗时出,潮热心慌躁易怒。

补心养血诸症除,疗效尚可原方固。

唐某,女,50岁,2019年11月10日初诊。

【主诉】　多汗3年余。

【病史】　患者3年前无明显诱因出现汗出淋漓,就诊于当地医院,予中药口服,效果一般。现患者白天及夜间汗出明显,不受活动影响,时有潮热心慌,无性情急躁易怒,无明显口干口渴。既往有子宫切除病史10年。查体:颈软,气管居中,甲状腺未触及肿大。心率68次/分,律齐,未闻及杂音。双肺正常,肝脾不大,双下肢无水肿。

刻下:多汗,时有潮热心慌,纳可,夜寐差,大便不成形,排便费力,神疲气短,面色不华,舌质淡,脉细。

【诊断】 西医诊断:围绝经期综合征;中医诊断:汗证(心血不足证)。

【治法】 补心养血。

【处方】 白术 10 g,厚朴 10 g,谷芽 15 g,陈皮 9 g,枳壳 10 g,瓦楞子 15 g(先煎),海螵蛸 9 g(先煎),浙贝母 9 g,蒲公英 15 g,白花蛇舌草 9 g,柴胡 9 g,郁金 9 g,白芍 9 g。水煎服,每日 1 剂,早晚分服,14 剂。

【复诊】 2019 年 11 月 25 日二诊。患者遵医嘱按上方服用 14 日,后患者多汗较前有所好转,潮热心慌基本改善,患者诉近来口干口渴加重,仍有寐差,舌淡苔薄白少津,脉细。上方加生地黄 30 g,熟女贞子 12 g,墨旱莲 12 g,煅龙骨 30 g(先煎)。水煎服,每日 1 剂,早晚分服,7 剂。

2020 年 1 月 3 日三诊。患者诉多汗、口干、口渴等症状基本好转,夜寐尚可。原方不再调整,嘱患者再服 14 日巩固疗效。

【按语】 笔者明确指出汗液为人体津液的一种,并与血液有密切关系,即血汗同源,故血液耗伤的人,不可再发其汗。并且明确指出生理性的汗出与气温高低及衣着厚薄有密切关系。例如,《灵枢·五癃津液别》曰:"天暑衣厚则腠理开,故汗出,……天寒则腠理闭,气湿不行,水下留于膀胱,则为尿与气。"在汗出异常的病证方面,谈到了多汗、寝汗、灌汗、绝汗等。《金匮要略·水气病脉证并治》首先记载了盗汗的名称,并认为其由虚劳所致者较多。

出汗为人体的生理现象。在天气炎热、穿衣过厚、饮用热汤、情绪激动、劳动奔走等情况下,出汗量增加,此属正常现象。在感受表邪时,出汗又是祛邪的一个途径,外感病邪在表,需要发汗以解表。汗为心之液,由精气所化,不可过泄。除了伴见于其他疾病过程中的汗出过多外,引起自汗、盗汗的病因病机主要是心血不足思虑太过,损伤心脾,或血证之后,血虚失养,均可导致心血不足。因汗为心之液,血不养心,汗液外泄太过,引起自汗或盗汗。汗出多者,加五味子、牡蛎、浮小麦收涩敛汗。血虚甚者,加制何首乌、枸杞子、熟地黄补益精血。围绝经期综合征病性虚实夹杂,以虚证为主,主要病变脏腑为肾、肝、心,治疗用药以补虚、清热、温里为多[4]。

参考文献

[1] Harlow S D, Gass M, Hall J E, et al. Executive summary of the Stages of Reproductive Aging Workshop ＋ 10: addressing the unfinished agenda of staging reproductive aging[J]. The Journal of Clinical Endocrinology and Metabolism, 2012, 94(7):1159-1168.

[2] 过亚群,陈晔,陈美娟.基于《内经》论妇女围绝经期综合征的病机及治疗[J].四川中医, 2019,37(12):20-23.

[3] 李姣,易星星,邱冉冉.护卵汤对围绝经期综合征心肾不交型患者的疗效观察与作用机制研究[J].湖南中医药大学学报,2020,40(2):232-235.

[4] 崔淑兰,吴晨燕,张平,等.围绝经期综合征中医证候及用药规律文献研究[J].中医杂志,2019,60(22):1968-1971.

第三节　多囊卵巢综合征

一、概述

多囊卵巢综合征,是内分泌及妇科门诊上非常常见的一种内分泌和代谢紊乱疾病[1],2006年在育龄期女性中发病率为5%～10%[2,3]。多囊卵巢综合征临床表现不一,以持续无排卵或稀发排卵、高雄激素血症、胰岛素抵抗为主要特征;以月经紊乱、不孕、多毛、肥胖为主要临床表现[4-6]。多囊卵巢综合征患者往往合并有排卵障碍性不孕,约占排卵障碍性不孕症的75%,占不孕症的20%～25%,并呈逐年增多趋势[7]。患者就诊诉求中除了调经,还有种子。现代医学多采用调整月经周期、降雄激素、促排卵、增加胰岛素敏感性、手术治疗及辅助生殖技术,但往往因为效果不理想或治疗局限性,通常会求助中医调理[8]。国内外研究表明[9,10],虽然西药治疗在降低雄激素、促排卵及调节内分泌方面具有明显的作用,但若长期使用,容易产生明显的不良反应。在中医古籍中虽无此病名[7,8],根据其临床症状,中医将本病归于"不孕""月经后期""崩漏""闭经"等范畴。中医治疗本病有一定优势。

二、病案举例

案 1.

> 先天不足难气化,气滞湿聚久成瘀。
>
> 胞宫难度虚实杂,经乱体胖面痤疮。

患者,女,24 岁,2018 年 4 月 17 日初诊。

【主诉】 每月月经推迟 3 年余。

【病史】 患者自诉 14 岁月经初潮,既往月经经期、色量正常,3 年前开始出现月经推迟,周期 40～60 日,伴有痤疮、脱发明显,遂于当地医院就诊,结合妇科彩超及性激素六项检查,诊断为多囊卵巢综合征,予以炔雌醇环丙孕酮片(达英-35)口服治疗,症状可缓解,自行停药后症状反复,遂间断用药至今。末次月经为 2018 年 3 月 26 日,经期 5～6 日,色淡,偶有轻度痛经。体重 65 kg,身高 160 cm,体重指数 25.40 kg/m²,自诉体重难减。

刻下:时有困倦、乏力,带下量多清晰,偶有腰痛,面部皮肤油腻,毛孔粗大暗淡,饮食尚可,小便清长,便溏,舌淡暗,边有齿痕苔白腻,脉沉滑。

【诊断】 西医诊断:多囊卵巢综合征;中医诊断:月经后期(肾虚寒湿、痰瘀互结证)。

【治法】 益肾养血,补阳导浊。

【处方】 全当归 15 g,巴戟天 12 g,肉苁蓉 10 g,川桂枝 10 g,乌药 12 g,熟女贞子 12 g,墨旱莲 12 g,菟丝子 12 g,怀牛膝 15 g,桃仁 10 g,红花 10 g,苍术 15 g,白芍 15 g,合欢花 12 g,炙甘草 8 g。14 剂,水煎服,每日 1 剂,分 2 次餐后服用。

【复诊】 2018 年 5 月 2 日二诊。患者诉正值经期第 3 日,量正常,质稀色淡,腰痛好转,其余症状未见明显改善,舌淡苔白腻,脉沉滑。性激素检测:血清 LH 与 FSH 比值与浓度均异常,LH/FSH≥2.5。方药:全当归 15 g,炙黄芪 30 g,菟丝子 15 g,茯苓 15 g,苍术 12 g,焦山楂 20 g,全瓜蒌 20 g,枳实 10 g,川厚朴 12 g,益母草 12 g,泽兰 12 g,乳香 6 g,没药 6 g,皂角刺 15 g,路路通 15 g,川桂枝 12 g。续进 14 剂,以健脾化痰导浊、活血下气逐瘀为主。

2018 年 5 月 16 日三诊。自诉上方服后月经量多色红,7 日尽,痤疮明显减少,困倦、乏力有所好转,体重减轻 2 kg,二便调,纳寐可,舌淡,边有齿痕,苔薄白,脉弦滑。守上方,去全瓜蒌、乳香、没药、苍术,加山药 12 g、怀牛膝 12 g、薏苡仁 10 g,续进 14 剂。继以单侧耳穴埋豆,选取饥点、肾上腺、脾、胃、大肠、肾、子宫、卵巢、内分泌。

【按语】　笔者认为阴阳作为自然界万事万物存在的对立属性,在指导临床治疗疾病方面,其功能属性的范畴应用范围更广,这里的阳和阴是指物质的动与静、气化与凝聚、分化与合成等的相对运动。笔者赞同气学理论:气凝聚为"有形",弥散为"无形","有形""无形"是物质的体态转化形式。我们将此与现代医学结合,"阳化气"主要概括的是新陈代谢中能量代谢的过程,是一种消耗性的放能反应;而"阴成形"则主要概括的是新陈代谢中物质代谢的过程,是精微物质的转变。由精血津液转化为气,要依靠阳的气化作用;由气转化为精血津液,离不开阴的成形作用。气的运动即"气化",其运动方式分为升、降、出、入,若"气化"运动中,升、出运动占据主要矛盾的主要方面,则此时气的运动呈现阳趋势,人体内的阴性物质如津液、精血等代谢正常,可避免痰浊、瘀血等阴浊物质产生,此为"阳化气"的弥散状态;若"气化"运动中,降、入运动占据主要矛盾的主要方面,则此时气的运动呈现阴趋势,人体代谢功能减慢,阴浊之物停滞,聚于身体阳气相对最为薄弱的部位,如肿大的甲状腺、关节部位尿酸沉积甚至是癌肿,其皆是痰浊、气滞、血瘀相合的产物,日久才出现各种变证。

经血的产生、发展和变化,离不开阴阳两者的相互作用,本病乃本虚标实之候,其根本症结在于脾肾阳虚致阴寒黏着,阻碍经络,使冲任失于滋养,气血阴阳失于和顺,匡助湿浊、痰浊、瘀浊合为脂膜,聚于胞宫,终致血海溢蓄失常而不能孕育。笔者认为无论补肾阴还是补肾阳,结合临床都可以起到补充天癸的作用。在补肾填精、调补冲任时,喜用《伤寒论》附子汤合缩泉丸作为底方,附子汤以四君子加附子以温摄,酌加肉桂、吴茱萸、鹿角胶温肾散寒,填精补髓;熟女贞子、墨旱莲、山茱萸、山药、枸杞子、金樱子、菟丝子益肾填精;再酌加破血逐瘀、补血活血之品,使补而不滞。诸药合用,共奏温补肾阳、填精益血之功。

笔者指出,耳穴与脏腑经络密切相关,是全身信息的一个局限点和把持点,人体某一脏腑和某一部位发生病变时可通过经络反映到耳郭相应的部位上。耳穴用"豆"乃王不留行籽，具有活血通经、消肿止痛的功效，作用于耳穴反应点能够调节患者脏腑功能、疏通经络、调和气血。治疗多囊卵巢综合征患者的生殖和代谢可以选取内分泌、饥点、脾、胃、三焦、大肠、内生殖器等穴位，与口服中药对比，同样可达到健脾利湿、调理气血、降低食欲、调节内分泌和卵巢功能的作用。对比口服枸橼酸氯米芬，针刺配合耳穴治疗多囊卵巢综合征无任何不良影响，且疗效更为显著。

案 2.

> 肾虚阻肝脾运化，饮食失节损脾胃。
>
> 脾虚痰湿气不畅，经脉受阻月经乱。

刘某，女，28 岁，已婚（备孕），2018 年 5 月 4 日初诊。

【主诉】 未避孕未孕 3 年，停经 2 月余。

【病史】 患者既往月经不规律，经期为 4～11 日，月经周期为 40 日至 5 个月，量少，色暗，轻微痛经。曾在安徽省中医院多次服用中药调理备孕。末次月经为 2018 年 2 月 27 日，4 日干净，量少，色暗，少许血块，轻微痛经，纳寐可，小便可，大便 2 日一行。身高 160 cm，体重 70 kg。白带（一）。自测尿 HCG（一）；既往性激素检查：FSH 5.18 mIU/mL，LH 14.16 mIU/mL，T 1.17 nmol/L。阴道超声影像：双侧卵巢多囊样改变；内膜厚约 12 mm。

刻下：月经量少，色暗，痛经（＋），纳寐可，小便可，大便 2 日一行，舌淡，边有齿痕，苔白腻，脉沉滑。

【诊断】 西医诊断：多囊卵巢综合征；中医诊断：月经后期（肾虚证）。

【治法】 补肾化痰，活血调经。

【处方】 苍术 20 g，法半夏 15 g，陈皮 10 g，薏苡仁 30 g，决明子 10 g，熟地黄 20 g，当归 20 g，淫羊藿 15 g，紫石英 15 g，菟丝子 10 g，川牛膝 20 g，路路通 20 g，白术 30 g，川芎 6 g，甘草 6 g。14 剂，早晚温服。

【复诊】 2018 年 5 月 18 日二诊。病史同前，末次月经为 2018 年 5 月 17 日，量较前增多，色鲜红，有血块，小腹有坠胀感，经前乳房胀痛，纳寐可，大、小便调。舌淡，边有齿痕，苔白，脉沉。当日查性激素：FSH 4.97 mIU/mL，LH 5.69 mIU/mL，T 1.24 nmol/L。予中西医结合治疗。处方：①氯米芬 50 mg，月经第 5 日开始口服，连服 5 日；②中药守方加减，去路路通、川芎、法半夏、川牛膝，加郁金10 g，香附10 g，山药10 g，石斛20 g，葛根20 g。10剂，服用方法同前。于5月28日行B超监测卵泡。

2018年5月30日三诊。病史同前，当日B超监测示卵泡大小为20 mm×18 mm×17 mm。嘱其隔日进行性生活，并予以中药（当归10 g，熟地黄10 g，赤芍10 g，丹参10 g，香附10 g，红花5 g，王不留行5 g，淫羊藿10 g）3剂，口服，促进排卵；续以黄体汤[熟地黄15 g，白术10 g，当归10 g，黄芪10 g，龟甲10 g（先煎），续断10 g，巴戟天10 g，肉苁蓉10 g，女贞子10 g，墨旱莲10 g，炒槐花6 g]，14剂补阴阳充黄体，以助孕。

【按语】 笔者中医辨证思路为本案以补肾化痰与调整月经周期为主要治法。方选化痰调经方加减，初诊停经2个月，阴道超声示内膜厚约12 mm；未诉特殊不适，因痰湿阻滞胞脉，内膜虽厚但无引动经血之力，故经血迟迟不下，应活血时兼顾化痰以祛病因，以化痰调经方原方去香附、山楂等，加熟地黄补肾填精，淫羊藿补肾温阳，重用川牛膝、路路通、川芎活血化瘀，白术健脾祛湿等。二诊月经来潮，量多，有血块，伴乳胀，处方在原方基础上去活血中药加郁金、香附、山药、石斛、葛根，此期为经后期，故以滋阴补肾为主。三诊监测卵泡成熟，嘱其隔日同房，处方以补肾活血，促进卵泡排出以受孕，续以黄体汤充黄体。随访停经1月余，B超示宫内早孕。本案首先明确患者病因，施以化痰调经方，根据月经周期规律灵活加减，故获佳效。

案3.

肝失疏泄后，损及脾胃能。

致清阳不升，月经失调瘦。

刘某，女，36岁，2018年5月16日初诊。

【主诉】 月经错后伴量少4年，不孕2年。

【病史】 理化检查：空腹血糖7.9 mmol/L，餐后2小时血糖12.8 mmol/L，空腹胰岛素19.2 mIU/L。B超：双侧卵巢均见大小不等卵泡，数量12个以上。

刻下：腰膝酸软，月经错后，量少，色暗，伴小腹冷痛，倦怠乏力。舌质淡，舌体胖大有齿痕，苔白腻，脉沉涩。

【诊断】 西医诊断：2型糖尿病伴多囊卵巢综合征、继发性不孕；中医诊断：消渴、月经后期（脾肾两虚兼痰湿证）。

【治法】 温肾健脾,燥湿化痰。

【处方】 熟地黄 30 g,山药 15 g,山茱萸 15 g,菟丝子 20 g,枸杞子 15 g,干姜 15 g,肉桂 6 g,当归 20 g,白芍 15 g,川芎 10 g,茯苓 15 g,苍术 15 g,陈皮 15 g,半夏 10 g,黄芪 30 g,鸡血藤 20 g,续断 15 g,怀牛膝 15 g。7 剂,水煎,取 300 mL 药液,早、晚餐前各服用 150 mL。

【复诊】 2018 年 6 月 1 日二诊。末次月经 2018 年 5 月 23 日,量多,色可,乏力及小腹冷痛症状消失,舌质淡红,苔白,脉沉,上方去干姜、苍术,黄芪改 20 g,7 剂,用法用量同前。

2018 年 6 月 29 日三诊。末次月经 2018 年 6 月 21 日,诸症消失,继服上方 5 剂,以巩固疗效,用法用量同前。

【按语】 据四诊所见,本病由脾肾不足所致,患者肾精虚损,故腰膝酸软;肾精为阴,阴损及阳,肾阳不足,命门火衰,见小腹冷痛;肾阳不足则火不生土,脾阳不运,导致水谷精微生化乏源,故脾肾两虚共同导致月经错后,量少;脾肾阳虚无以温化水饮,导致痰湿内阻,冲任不畅,胞脉阻滞,也可导致月经错后及经色暗;脾失健运无以充养四肢故见乏力;舌质淡,舌体胖大有齿痕,苔白腻,脉沉涩为本病证常见舌脉之象。各项检查结合临床表现可确诊为消渴伴月经后期,证属脾肾两虚兼痰湿。故以初诊方中熟地黄、山茱萸、续断、菟丝子、枸杞子、怀牛膝补肾益精,山药、茯苓、苍术、陈皮、半夏健脾燥湿化痰,干姜、肉桂温阳散寒止痛,川芎、当归、鸡血藤、白芍养血活血、调经、缓急止痛,黄芪补虚益气,全方共奏温补肾阳、填精益髓、健脾燥湿化痰之效。二诊时月经量多,色可,小腹冷痛症状消失,舌质淡红,苔白,脉沉,此时脾肾功能改善,在初诊方基础上,稍去温阳之干姜及燥湿之苍术,乏力改善则黄芪减量至 20 g。三诊时诸症消失,续用二诊方以巩固疗效。

参考文献

［1］方朝晖.中西医结合内分泌代谢疾病诊治学[M].北京:中国中医药出版社,2013:149.

［2］王波,闫巍,侯丽辉,等.多囊卵巢综合征生殖障碍表现为天癸失序[J].中西医结合学报,2010,8(11):1018-1022.

［3］杨令娟.健脾化湿法治疗多囊卵巢综合征临床观察[J].现代中医药,2017,37(4):35-37.

［4］ Li N. Efficacy and safety evaluation of acupuncture combined with auricular point sticking therapy in the treatment of polycystic ovary syndrome［J］. China Medical Abstracts (Internal Medicine),2014,31(1):4.

［5］邵译萱,周惠芳.运用补肾调周法治疗痰湿型多囊卵巢综合征不孕经验［J］.安徽中医药大学学报,2017,36(6):41-43.

［6］王延丽,胡晓华.胡晓华治疗痰湿型多囊卵巢综合征不孕症的经验总结［J］.中国中医药现代远程教育,2018,16(10):79-81.

［7］邓爱平,李颖,吴志涛,等.苍术化学成分和药理的研究进展［J］.中国中药杂志,2016,41(21):3904-3913.

［8］王靖雅,李文兰,孙向明,等.菟丝子拟雌激素部位在大鼠血清和粪便中的代谢成分分析［J］.中国药学杂志,2018,53(11):854-861.

［9］ Deshmukh H,Papageorgiou M,Kilpatrick E S, et al. Development of anovel risk prediction and risk stratification score for polycystic ovarysyndrome［J］. Clinical Endocrinology, 2019, 90(1):162-169.

［10］ Shorakae S,Boyle J,Teede H. Polycystic ovary syndrome:a common hormonal condition with major metabolic sequelae that physicians should know about［J］. Internal Medicine Journal,2014,44(8):720-726.

第四节 高催乳素血症

一、概述

高催乳素血症是由多种因素引起的外周血清催乳素水平持续高于正常值的下丘脑垂体性疾病,多发生在女性,临床上主要表现有闭经、溢乳、月经不调、不孕、性功能减退等,男性主要表现为性欲减退、精子数量减少、不育等。临床对于本病的诊断,常认为进行 2 次以上的血清催乳素检测,若数值均＞25 ng/mL,即可诊断本病[1]。但最新《女性高催乳素血症诊治共识》明确指出,在排除药物因素的影响下,一次血清催乳素检测其水平超过正常值的上限即可确诊[2]。催乳素是由下丘脑下部的脑垂体前叶催乳素细胞分泌的一种蛋白类激素,其正常的分泌受到下丘脑的双重调节。催乳素在人类体内的主要生理作用是促进乳腺分泌组织的发育和生长,启动和维持泌乳,使乳腺细胞合成蛋白增多。此外催乳素可影响性腺功能，在男性，催乳素可增强 Leydig 细胞合成睾酮，在睾酮存在的情况下，催乳素可促进前列腺及精囊生长，在女性卵泡发育过程中卵泡液中催乳素水平变化明显。在正常情况下，下丘脑对催乳素的分泌起抑制作用，其抑制作用主要依靠多巴胺，这是主要的生理性催乳素抑制素，而通过下丘脑分泌的促甲状腺激素释放激素、5-羟色胺等均可刺激垂体分泌催乳素[3]。但高催乳素血症可抑制下丘脑促性腺激素释放激素（gonadotropin-releasing hormone，GnRH）及垂体卵泡刺激素（follicle-stimulating hormone，FSH）、黄体生成素（luteinizing hormone，LH）的脉冲式分泌，而且可直接抑制卵巢合成孕酮及雌激素，导致卵泡发育及排卵障碍，因此临床上表现为月经紊乱或闭经。导致催乳素升高的因素诸多，如体力劳动、情绪紧张、低血糖、进食、妊娠、哺乳等均可引起催乳素生理性升高。此外，下丘脑或垂体疾病、某些药物也可引起高催乳素血症；临床上尚有部分患者属于非器质性病变引发的特发性高催乳素血症，多考虑是因下丘脑-垂体轴功能紊乱引起。

中医古籍中并无本病的直接内容记载，根据临床表现，笔者认为本病可归属于"月经不调""闭经""不孕""乳泣""阳痿""遗精"等范畴。中医学认为，妇女的经、产、乳都是由脏腑气血津液化生而来。女子以肝为先天。《景岳全书》中记载："经血为水谷之精气，和调于五脏，洒陈于六腑，乃能入于脉也。凡其源源而来，生化于脾，总统于心，藏受于肝，宣布于肺，施泄于肾，以灌溉一身……妇人则上为乳汁，下归血海而为经脉。"《胎产心法》云："肝经怒火上冲，乳胀而溢。"笔者认为女性高催乳素血症病位主要在肝、脾、肾，肾虚、脾虚、肝郁是高催乳素血症的主要病机。概因女性乳头属肝，乳房属胃，与乳汁的产生和分泌密切相关，任、督、冲一源三歧，皆与胞宫相系，与月经、孕育息息相关。脾胃为后天之本，血之化生之源，其主运化，生血并统血。肾者主骨，生髓藏精，精血互化。肝藏血，肝主疏泄，疏泄有度，命门少火生气，气血充足，经脉通畅，应时而下，注入胞宫则为月经，月经应时而出，哺乳期充于乳房则化为乳汁。现代医学对本病的治疗主要是口服溴隐亭、卡麦角林等多巴胺激动剂，针对因垂体瘤引起的高催乳素血症有外科手术切除、放射疗法等，但各治疗方法均伴有不同程度副作用，患者依从性欠佳。笔者认为乳汁来源于气血所化，而气血为脾胃之精气所生。究其病因，不外气血虚弱，阳明胃气不固、肝经火热上冲,中土虚、肝木旺,疏泄不利,固摄无权而发为本病,临床所见虚证多而实证少。治疗大多用益气扶土以固涩、疏肝解郁以清热为大法。

二、病案举例

案1.

<blockquote>催乳素高不需急,中医辨证分病因。

调肝壮肾又健脾,诸症痊愈收效奇。</blockquote>

范某,女,38 岁,2019 年 10 月 26 日初诊。

【主诉】 双侧乳汁分泌 3 月余。

【病史】 患者诉近 3 个月无明确诱因出现双乳分泌乳汁,呈白色清澈状,每于运动后分泌增多,情绪欠佳,合肥市第一人民医院查空腹血清催乳素升高,口服溴隐亭后头痛明显遂自行停药。患者既往月经不规则,45～60 日一行,经量少,痛经明显。孕 1 产 1。辅助检查:颅脑 MRI 平扫未见异常,妇产科彩超可见卵巢多囊样改变。

刻下:胃纳可,夜寐欠安,二便正常,舌红苔光少,脉细涩。

【诊断】 西医诊断:高催乳素血症;中医诊断:乳泣(肝肾阴虚证)。

【治法】 清热养肝,滋阴固摄。

【处方】 生地黄、熟地黄各 30 g,焦山楂 20 g,炒麦芽 20 g,女贞子 15 g,墨旱莲 15 g,炒白术 10 g,茯苓 10 g,茯神 10 g,煅龙骨 20 g(先煎),煅牡蛎 20 g(先煎),柏子仁 10 g,酸枣仁 10 g,玉竹 10 g,山茱萸 10 g,桃仁、红花各 10 g,炙甘草 8 g。14 剂,水煎服,每日 1 剂。

【复诊】 2019 年 11 月 10 日二诊。患者服上方 14 剂后诉双乳乳汁分泌较前明显减少,睡眠改善,偶有情绪急躁,服药后月经来潮,量偏少,小腹坠胀不适,双乳胀痛。前方去茯苓、苓神,加玫瑰花、绿梅花、郁金各 15 g,患者服 14 剂后仅偶有乳汁分泌。

2019 年 11 月 25 日三诊。守前方继服 21 剂,诸症痊愈。

【按语】 笔者认为本案患者系肝肾阴虚之体,平素精神抑郁,郁而化热,复加生气恼怒,引动肝火,乳头属肝,火热内迫,乳汁外溢。治以清热养肝,滋阴固摄之品。方中重用生地黄、熟地黄滋肾壮水、清热养阴;焦山楂、炒麦芽合用健脾退乳消胀；女贞子、墨旱莲取二至丸益肝肾、补阴血之功效，兼能调经；炒白术、茯苓、茯神合用健脾升清、宁心安神，既可助君药益气固摄，又有平肝安眠之效；煅龙骨、煅牡蛎、柏子仁、酸枣仁均可酸涩收敛回乳，且能补心阴、清虚热、宁心神；玉竹、山茱萸助全方补益肝肾、收敛固涩；患者素体肝郁，佐以桃仁、红花化瘀行滞，以助肝气条达、周身气血通畅；炙甘草调和诸药。全方共奏滋阴清热、固涩回乳之效。笔者运用健脾之品运化中州，因五脏亦有赖之荣养，荣养肝体全赖脾气散精之力，气不摄血则血外溢，气不摄乳则乳自流，益气实脾既有收摄乳汁之功，又有养肝护肝之力，以使柔肝之血源泉不竭。"闻木音而惊者土也"，见肝之病当先实脾，培土亦为治肝良法。

案 2.

土虚木旺之乳泣，参术益气固摄齐。

疏解肝郁调气机，情志条达不外溢。

张某，女，36 岁，2018 年 6 月 6 日初诊。

【主诉】 双侧乳汁分泌伴乳房胀痛 1 年余。

【病史】 患者诉既往时有双乳乳汁分泌，查血清催乳素水平高于正常值，未予特殊治疗，34 岁分娩一子，断乳后症状加重，乳汁分泌增多，呈白色清稀状，伴双侧乳房胀痛，既往月经规则。辅助检查：血清催乳素 98 ng/mL。

刻下：平素乏力倦怠，腰膝酸软，无头痛，无视野缺损，纳寐尚可，便溏，小便正常，舌红苔少，脉弦。

【诊断】 西医诊断：高催乳素血症；中医诊断：乳泣（脾虚肝郁证）。

【治法】 健脾疏肝，收敛固摄。

【处方】 潞党参 20 g，全当归 15 g，炒白术 12 g，赤芍 15 g，白芍 15 g，生地黄 20 g，熟地黄 20 g，制香附 10 g，片姜黄 10 g，陈皮 10 g，佛手 10 g，牡丹皮 12 g，桃仁 10 g，红花 10 g，山茱萸 15 g，淫羊藿 15 g，炙甘草 8 g。14 剂，水煎服，每日 1 剂。

【复诊】 2018 年 6 月 21 日二诊。患者服上方 14 剂后诉乳汁分泌减少，乏力较前明显好转，上方去制香附、片姜黄，潞党参用至 30 g，加炒麦芽 30 g，继服 14 剂，患者无明显乳汁自溢，诸症好转。

【按语】 笔者认为本案患者系久病及虚，以部位而论，女性乳房属肝胃两经,症状为土虚木旺之象,治以益气健脾固涩、清热疏肝解郁为主,方中潞党参、炒白术益气健脾,脾气健运则外溢乳汁得以固摄;全当归补血养肝,熟地黄滋阴补血,白芍养血柔肝和营,三药合用补肝体、养肝用、疏肝郁;赤芍、生地黄、牡丹皮入血分,清肝经虚热,助固摄乳汁;制香附、片姜黄、陈皮、佛手合用解肝郁,调气机,肝郁得疏则情志条达,乳汁不致外溢;桃仁、红花与前药实为桃红四物补血活血之法,使通、调、补结合,使通不致虚,补不留瘀;山茱萸、淫羊藿同用补肾阴、壮肾阳,敛肾气、助固摄。全方共奏益气健脾固涩、清热疏肝解郁之功。

参考文献

[1] 曹泽毅. 中华妇产科学(下册)[M]. 北京:人民卫生出版社,2004:2437.

[2] 中华医学会妇产科学分会内分泌学组. 女性高催乳素血症诊治共识[J]. 中华妇产科杂志,2016,51(3):161-168.

[3] Melmed S, Casanueva F F, Hoffman A R, et al. Diagnosis and treatment of hyperprolactinemia: an endocrine society clinical practice guideline[J]. Journal of Clinical Endocrinology & Metabolism, 2011, 96(2):273-288.

第四章　皮肤病治验

第一节　痤　疮

一、概述

痤疮是临床上一种常见的内分泌代谢失调疾病,多见于青少年,以面颊、额部、胸背部等处见粉刺、丘疹、脓疱或囊肿、结节等皮肤改变为主要表现,易反复发作。早在中医古籍中就有关于痤疮的详细记载,《素问·生气通天论》云:"汗出见湿,乃生痤痱,……劳汗当风,寒薄为皶,郁乃痤。"中医学又称之为"肺风粉刺"。祖国医学认为本病多为饮食失节,肠胃湿热互结,肺气虚弱,邪热蕴肺,脾失健运、湿热中阻,心火炽盛、燔灼血脉,肝郁化火、火热上炎,久病不愈、气血郁滞等紊乱。平素饮食失节,过食辛辣肥厚之品,肠胃湿热互结,上蒸颜面而致;肺主皮毛,有抵御外邪的作用,若肺气虚弱,腠理不固,人体抵抗能力下降则易受外邪侵袭,邪犯肺卫,肺经蕴热,熏蒸面部肌肤,发为痤疮;脾主运化,若脾失健运,湿浊内停,湿邪郁久而化火,湿热阻滞中焦,循阳明经上攻于头面部而发;心属火,在体合脉,其华在面,心火炽盛,燔灼血脉,外壅于皮肤肌表,则亦可发为痤疮。现代人工作节奏快、压力大,思虑太过,情志不遂,肝气失于条达,则易导致肝郁化火,火热上炎而发为痤疮;或病久不愈,使气血郁滞,经脉失畅,而发为本病。此外,对于女性而言,肝主藏血,肝血注于冲脉,与女子月经来潮密切相关,冲任失调,月经失常,全身气血紊乱,可致痤疮。总之,面部痤疮的病因病机包括饮食失节、肠胃湿热互结,肺气虚弱、邪热蕴肺,脾失健运、湿热中阻,心火炽盛、燔灼血脉,肝郁化火、火热上炎,久病不愈、气血郁滞等。

中医药治疗痤疮有明显优势,笔者以中医整体观念和辨证论治为原则,通过多年的临床实践经验,总结并归纳出从肝论治、从月经论治及中医内外合治三个方面的治疗方法。

1. 从肝论治

肝主疏泄、畅情志、调气机,又主藏血,女子以血为本,以肝为先天,故肝气条畅和肝血充足在女子经带胎产中起着至关重要的作用,女子月经、胎产、哺乳皆伤血,故气常不舒、血常不足,气血失调、气滞血瘀是女子各种疾病的重要病理基础。若肝失疏泄,肝气郁滞,郁久化热,则五脏功能失和,湿、热、痰、瘀随即而生,闭阻经脉,郁于肌肤,而发为本病。《妇人大全良方》曰:"女子郁怒倍于男子。"是故,治疗面部痤疮着眼于从肝论治在女子尤为重要。

临床上笔者常选用丹栀逍遥散作为基础方,方中柴胡疏肝解郁,使肝气得以条达;当归养血和血;白芍养血调经,柔肝止痛;肝失疏泄,气机不畅,致脾虚运化失常,故以白术、茯苓补气健脾燥湿;牡丹皮、炒栀子清泻心经及三焦火热;方中加入少许薄荷,用以增强主药的疏肝解郁、清散郁热之功用;炙甘草尚能调和诸药。全方共奏养血健脾、疏肝清热之功。根据病情,加用益母草、泽兰活血化瘀,蒲公英、紫花地丁清热泻火消痈,玄参滋阴益肾。此方以疏肝健脾、祛湿活血为基本治则,兼清三焦火热,随后可根据病情变化加减,使全身气机调畅,火热得清,以平为期。

2. 从月经论治

依据中医基础理论,对于女性而言,面部痤疮的发生与其月经周期有着密不可分的联系,冲任失调,月经失常,全身气血紊乱,为导致痤疮的重要病机。

3. 中医内外合治

在临床实践中,笔者常在内服中药的基础上加用中医外治法,收效颇丰。运用内服中药加之中药复方黄柏液外敷于面部,可使红色丘疹尽早化脓,皮疹聚敛,脓液容易自行排出,而后结痂愈合。复方黄柏液由金银花、连翘、黄柏、蜈蚣、蒲公英组成,具有清热解毒、消痈散结之功,适用于热毒所致的一切痈疮属阳证者。它不但能促进皮损面积减小,还能使皮损未成脓时尽早消肿化脓,已成脓时快速溃破,达到逐渐向愈的目的。因此,复方黄柏液对于痤疮患者可广泛使用。中医内外联合疗法治疗面部痤疮,不仅对患者面部皮肤的刺激性小,还可在较短时间内消除炎症,缓解痤疮引起的局部红肿疼痛等,防止其进一步发展加重。

二、病案举例

案 1.

> 面部痤疮痒不适,经后症状时减轻。
>
> 证属湿热肝气郁,湿去郁解自安康。

董某,女,27 岁,2016 年 12 月 3 日初诊。

【主诉】 面部痤疮 2 年。

【病史】 患者诉 2 年来痤疮常反复发作,面部布满红色丘疹,痒痛不适,触之有硬结感,痤疮常在经前加重,经后明显减轻,平素易急躁,末次月经为 2016 年 11 月 28 日,月经常后期而行,量偏少,带下黄,大便干结,舌红苔黄腻,脉弦。

刻下:面部红色丘疹,痛痒不适,月经后期,量少,大便干结,舌红苔黄腻,脉弦。

【诊断】 西医诊断:痤疮;中医诊断:粉刺(湿热内蕴、肝气郁滞证)。

【治法】 清热化湿,疏肝解郁。

【处方】 牡丹皮 12 g,栀子 12 g,黄芩 10 g,蒲公英 30 g,金银花 15 g,菊花 15 g,柴胡 10 g,广郁金 10 g,赤芍 10 g,炒白芍 10 g,茯苓 15 g,白术 10 g,僵蚕 10 g,怀山药 15 g,当归 10 g,夏枯草 20 g,山茱萸 10 g,炙甘草 6 g。4 剂,水煎 30 min,去渣,每日 1 剂,早晚分服。

【复诊】 2016 年 12 月 18 日二诊。患者服药后红疹较前有所好转,结节消退,未见新发痤疮,白带正常,舌红苔薄,脉细弦。此时为经前期,宜疏肝补肾助阳调经,予上方去夏枯草、山茱萸,加沙苑子 10 g。7 剂,水煎 30 min,去渣,每日 1 剂,早晚分服。

2016 年 12 月 25 日三诊。患者面部痤疮较前稍改善,颜色变暗,未出现新发痤疮。予上方加桃仁 8 g,红花 8 g,川芎 6 g。7 剂,水煎 30 min,去渣,每日 1 剂,早晚分服。

2017 年 1 月 2 日四诊。患者于今日月经来潮,行经前痤疮未见加重,经量较前增多,色红,无血块。根据上述调经疗法进行序贯治疗,连续服用中药 3 个月后随访,痤疮已基本痊愈,月经尚规律。

【按语】 该患者平时工作烦琐,压力较大,易致情志不舒,肝气郁滞,郁久化热,肝郁脾虚,湿热互结于面部而发为粉刺。故笔者在清热化湿的同时,侧重于疏肝行气,调理冲任。以丹栀逍遥散作为基础方,根据患者月经周期而用药,行经期以活血调经为主,重在祛瘀,经后期配合滋阴养血之品,经前期予以补肾助阳调经。上方中柴胡善于疏泄肝气而解郁结;当归养血和血;炒白芍养血调经,柔肝止痛;肝失疏泄,气机不畅,致脾虚运化失职,故以白术、茯苓补气健脾燥湿;牡丹皮、栀子清心经及三焦火热;蒲公英、金银花、菊花清热解毒、散痈消肿;黄芩清上焦湿热,僵蚕能化痰散结,同时能祛风止痒、淡瘢痕;广郁金疏肝解郁,理气祛斑;山茱萸固涩止带;夏枯草长于清泻肝经郁火而有散结消肿之功;赤芍尚能清肝泻火;炙甘草调和诸药。全方共奏养血健脾、疏肝清热之功。笔者在大量的临床实践中发现,大多数女性患者,痤疮常在月经前加重,月经后明显减轻。经前期为阳长期,容易引起肝阳有余,心火亢盛而肝肾阴血不足,火热夹湿循足阳明胃经上泛至面部,而在行经期经血得以排出,此时阳热气火也随之下泄,故经后期面部痤疮有所好转。由此可知,面部痤疮的发生呈周期性。在临床上,笔者常根据月经周期而用药,行经期以活血调经为主,重在祛瘀;经后期配合滋阴养血之品;经前期予以补肾助阳、疏肝调经之药。

案 2.

> 少年颜面易生疮,体热阳盛食不节。
> 脾失健运酿湿浊,解毒祛湿是良方。

徐某,男,19 岁,高中生,2017 年 1 月 25 日初诊。

【主诉】 面部痤疮 1 年。

【病史】 患者曾就诊于当地县医院,予红霉素软膏外涂,效果不佳。现面部痤疮散在分布,有触痛,局部无瘙痒,偶熬夜后复发。

刻下:饮食可,小便黄,腹泻与便秘交替,舌红,苔薄黄,脉数。

【诊断】 西医诊断:痤疮;中医诊断:粉刺(湿热蕴结证)。

【治法】 清热解毒祛湿,消痈散结。

【处方】 紫丹参 20 g,栀子 12 g,炒黄芩 15 g,薏苡仁 10 g,紫花地丁 12 g,地肤子 10 g,炒黄柏 12 g,野百合 15 g,牛蒡子 12 g,淡葛根 12 g,肥知母 12 g,杭白芍 12 g,杭菊花 10 g,丝瓜络 15 g,炙甘草 6 g。14 剂,水煎 30 min,

去渣,每日 1 剂,早晚分服。外用复方黄柏液,早晚各涂 1 次。

【复诊】 2017 年 2 月 8 日二诊。患者诉面部痤疮较前有所减轻,有触痛,饮食、睡眠可,二便正常,舌红,苔薄黄,脉数。予上方加紫花地丁 20 g。继服 30 剂。外用复方黄柏液,早晚各涂 1 次。

2017 年 3 月 10 日三诊。患者面部偶见新发痤疮,无瘙痒,有触痛,纳寐可,二便调,舌淡红,苔薄白,脉数。予上方去牛蒡子、野百合,加蝉蜕 12 g,广地龙 12 g,继服 30 剂。外用复方黄柏液,早晚各涂 1 次。后随访已基本痊愈。

【按语】 该患者为高中生,正值年少,素体阳热偏盛,加之长期暴饮暴食,或过食肥甘厚味,辛辣之品,致脾失健运,酿生湿浊,湿郁日久化热,聚于毛孔,热滞肌肤血络而发为痤疮。方中薏苡仁善于健脾祛湿,清热排脓,炒黄芩、炒黄柏尤善清上下焦湿热;紫丹参与紫花地丁配伍,共奏清热解毒、消痈散结之功;地肤子祛风燥湿;肥知母、杭白芍、野百合清热泻火,养血敛阴;牛蒡子、杭菊花清热泻火解毒;栀子善清肝火,导热下行;淡葛根生津止渴,透疹;丝瓜络尚可散结消肿;炙甘草调和诸药。加用复方黄柏液清热解毒,消肿去腐,效果更佳,且疗程缩短,收效甚好。

第二节 色 斑

一、概述

色斑是发生于面部的一种色素沉着性皮肤病。古今医家认为的病因:内因七情及饮食劳倦失宜,以致肝脾肾虚损;外因感受风邪,且兼夹湿、热、寒邪,以及痰湿、瘀血等病理产物,诸多因素内外合邪而成[1]。笔者认为本病病位在皮,多与肝、脾、肾三脏关系密切,气血不能上荣于面为主要病机,情志不畅导致肝郁气滞,气郁化热,熏蒸于面,灼伤阴血而生;或冲任失调,肝肾不足,水火不济,虚火上炎所致;或是慢性疾病致营卫失和,气血运行不畅,气滞血瘀,面失所养而成;或饮食不节,忧思过度,损伤脾胃,脾失健运,湿热内生,熏蒸而致病,应采取"外病内治"法。西医认为其成因复杂多样,大体可归纳为两类:一类是内源性因素,由于新陈代谢速度减慢,细胞增殖与分化水平下降,导致黑色素代谢异常形成色斑,主要包括老年斑、黄褐斑等;另一类是外源性因素,由于日晒、创伤等外界因素刺激,导致黑色素沉积或分泌增多,形成色斑。笔者在治疗色斑时善用调经之法,正如《女科经纶》曰:"妇人有先病而致经不调者,有月经不调而生诸病者。如先因病而后经不调,当先治病,病去则经自调。若因经不调而生后病,当先调经,经调则病自除。"笔者在临证中注重调养冲任气血,推动气血运行,以达到"经调则病自除",从而淡化色斑。在色斑的日常调护中,笔者尤重防晒,每遇色斑患者,必嘱其做好防晒,避免长时间晒太阳,过强的紫外线会使皮肤受伤,加重色斑或使色斑复发。

二、病案举例

案1.

> 气血失和生色斑,腰酸倦怠寐难安。
> 疏肝理气调血缓,灵活施方立消淡。

邓某,女,36岁,2019年6月15日初诊。

【主诉】 面部双颧出现散在片状色斑1年余。

【病史】 患者1年前无明显诱因出现面部散在片状色斑,局部无自觉症状。患者平素劳累,常感倦怠乏力,腰膝酸痛,睡眠不足,入睡困难,服用"佐匹克隆片、氯硝西泮"未见好转。

刻下:月经量少,色暗,有异味,周期正常,纳食可,小便正常,大便2~3日一行,质地干,舌红苔白,脉弦细。

【诊断】 西医诊断:色斑;中医诊断:色斑(肝肾亏虚、气血不足证)。

【治法】 疏肝理气,益肾填精,健脾养血。

【处方】 全当归10 g,柴胡10 g,赤芍15 g,丹参15 g,桃仁10 g,红花6 g,炒白术10 g,防风6 g,山茱萸15 g,黄精15 g,沙苑子15 g,佛手10 g,香附10 g,前胡10 g,白薇10 g,白僵蚕10 g,郁金10 g,珍珠母20 g(先煎),甘草10 g。14剂,水煎服,每日1剂。嘱患者注意防晒,心情舒畅,保证睡眠时长。

【复诊】 2019年7月5日二诊。患者诉自觉精神状态有所改善,疲劳感缓解,大便2日一行,无排便困难感。舌淡红,苔白,脉弦细。原方加益母草10 g。14剂,水煎服,每日1剂。

2019年7月28日三诊。患者两颧色斑渐淡,面积减小。神清,精神好,大便日行 1 次,月经色红,量正常。舌质红,苔薄白,脉弦滑。继服原方。14 剂,水煎服,每日 1 剂。半年后随访,患者诉色斑已基本消退。

【按语】 笔者认为,肝气郁结,郁久化火,灼伤阴血,瘀血阻络导致颜面气血失和;脾气虚弱,运化失健,不能化生精微,则气血不能润泽于颜面;肾阳不足、肾精亏虚等病理变化均可导致色斑。该患者平素劳累,出现面部色斑、腰膝酸痛、月经色淡量少等症,此为肝肾亏虚,气血不足,气血不能上荣于面部肌肤,颜面不得荣养而致肌肤发斑,故治疗采用疏肝理气、益肾填精、健脾养血之法,患者月经色淡量少,酌加益母草可行瘀血而不伤新血,养新血而瘀血不滞。笔者认为"气行则血行,气滞则血瘀",调节气血之间的关系,也是调理面部色斑的常用方法之一。本案患者年龄尚轻,日常体健,肾气尚充实,正气强盛,内脏功能正常,故方药对证,通过 2 个月的治疗,患者肝肾得以滋补,气血充盛,行血有力,气滞得行,运行畅达,遂月经正常,颜面气血调和,肤色润泽,色斑消退。笔者精通各种中药的古今作用,合理配伍,经方经药,灵活施方,精准剂量,达到了气血恢复、色斑淡化乃至消退的效果。

案 2.

> 色斑多因情志伤,气滞血瘀经难畅。
> 审证求因立施方,阴阳调和复如常。

朱某,女,50 岁,2019 年 8 月 21 日初诊。

【主诉】 面部色斑 6 年余。

【病史】 患者 6 年前无明显诱因出现两颊散在色斑,夏季加重,冬季变淡,偶有便秘,情绪易怒,烦躁多梦,月经量少,色淡,周期不规律。饮食正常,嗜食油荤,寐一般,小便正常。余无明显不适。查体:心率 76 次/分,四肢体毛明显,唇毛明显,舌淡红,苔薄白,脉细涩。2019 年 8 月 21 日安徽省中医院性激素六项:孕酮 0.7 nmol/L,FSH 6.31 IU/L,LH 4.32 IU/L,催乳素 349.7 μIU/mL,E_2 235.44 pmol/L,T 0.74 nmol/L。

刻下:两颊散在色斑,情绪易怒,烦躁多梦,月经量少,色淡,周期不规律,寐一般,小便正常,舌淡红,苔薄白,脉细涩。

【诊断】 西医诊断:色斑;中医诊断:色斑(气滞血瘀证)。

【治法】 疏肝滋肾,补血活血。

【处方】 柴胡 20 g,全当归 20 g,太子参 10 g,熟女贞子 10 g,夏枯草 12 g,桃仁 10 g,红花 10 g,炒栀子 10 g,绵茵陈 12 g,淡豆豉 12 g,野百合 10 g,柏子仁 10 g,炙甘草 8 g。水煎服,每日 1 剂,15 剂。嘱患者注意防晒,心情舒畅,保证睡眠时长。

【复诊】 2019 年 9 月 10 日二诊。患者上述方药服用 2 周后,色斑明显变浅,仍有烦躁易怒、月经量少等症状,纳寐可,二便调。舌红少苔,脉细数。上方加山茱萸,水煎服,每日 1 剂,23 剂。1 个月后患者上述症状基本消失。

【按语】 笔者认为肝主疏泄,可使气的运行通而不滞,使气散而不郁,若气机不畅,则致气滞血瘀,不能濡养肌表,而发为黄褐斑。妇人以血为本,冲任隶属于肝,女子的月经也依赖于肝的疏泄功能,若肝的疏泄异常,则可致妇女月经周期紊乱,月经稀发,甚则闭经[2],这就可以解释临床上女性色斑患者常伴随月经异常的现象。肝的疏泄功能还表现在对脾胃的运化上。生理情况下,肝的疏泄能够协助脾气的升清和运化,脾气通畅,也有助于肝气条达。若情志不遂,肝失疏泄,气机不畅,则肝气乘克脾土,致脾失健运,气血不能上行于头面部,发为面尘,同时伴有肝脾不和证的表现,患者常见胸胁胀满疼痛,喜叹息,情志抑郁或心烦易怒,纳减腹胀,便溏不爽,腹痛泄泻,苔白或腻,脉弦等症[3]。笔者认为,色斑其病本在肝、肾两脏,主要病机责之于肝郁肾虚,肝肾异常会累及脾脏,伴有脾虚诸症。色斑多发于女性,而"肝为女子先天""五脏之病,肝气居多,而妇人尤甚",可见女性最易受情志影响,致使体内气机失调,肝失疏泄。故笔者治疗色斑以疏肝为先,气机一开,一身之气血周流,邪气无从积聚,从而阴阳调和则病愈,因此在用药上重用柴胡疏肝解郁。患者月经量少,而全当归是补血圣药,也是妇科调经之要药,故重用全当归补血调经。肝藏血,肾藏精,即"精血同源",故治疗采用养肝与滋肾兼顾,益肾填精,以治病求本,辅以健脾之品,使气血生化有源,亦寓"见肝之病,知当传脾,当先实脾"之义,另酌加活血化瘀调经药,以行气活血,育阴消斑,血脉通畅。睡眠不宁,多梦,脉细数,皆属肾阴虚的表现,而长期抑郁,情志化火,虚热内扰,耗伤阴血,故月经稀少为肝阴虚的表现,治疗以疏肝理气为主,酌加益肾养阴,清热除烦,同时佐以滋养阴血之品,可使精血充盈,血脉畅行,故颜面肌肤得养,色斑渐褪。

参考文献

[1] 王海棠. 中医美容学[M]. 北京：中国中医药出版社，1999：55-56.

[2] 高思华，王键. 中医基础理论[M]. 北京：人民卫生出版社，2012：37-39.

[3] 邓铁涛，陈群，郭振球，等. 中医诊断学[M]. 上海：上海科学技术出版社，2006：126.

第三节　黄　褐　斑

一、概述

黄褐斑为一种常见的面部色素沉着性皮肤病，俗称"蝴蝶斑""孕斑"，多见于育龄妇女，男性少见。其发病机制复杂，多认为与遗传因素、紫外线照射、妊娠、口服避孕药、雌孕激素水平增高、内分泌失调、卵巢疾病、激素治疗营养因素、情志失调及某些慢性疾病等因素有关。古有"无瘀不生斑，有斑必有瘀"之说，《难经》云："脉不通则血不流，血不流则色泽去，故面色黑如漆，此血先死。"不少医家赞成"无瘀不成斑"的观点，认为本病发病关键为气滞血瘀。

笔者认为本病病因主要责之于瘀血，不论是气病及血，还是血病及气，都可最终致气滞血瘀，气滞血瘀与脏腑的损伤往往互为因果，瘀血停滞于脏腑经络，肌肤失养而发生黄褐斑。所以瘀血除，新血生，色斑自除。"气血不和，百病乃变化而生""瘀血内停"是出现黄褐斑的主要病机。据此，笔者提出"从瘀论治"的概念。

笔者根据多年诊疗经验，临证中将本病分为肝郁气滞证、肝郁血瘀证、肝肾阴虚证三种证型进行加减论治。①肝郁气滞证：表现为两侧面颊对称性淡褐色斑片，范围逐渐扩大，颜色逐渐加深。同时伴有两胁胀痛，心烦易怒，经前乳房胀痛等症，常因情志因素而诱发，舌质红，苔薄黄，脉弦滑。②肝郁血瘀证：表现为颜面褐紫色或黄褐色斑片明显，伴两胁胀痛，时有针刺感，口苦咽干，急躁易怒，经血中可见黑褐色血块，舌质紫暗，脉弦涩。③肝肾阴虚证：表现为两颧部不对称的深褐色斑点或斑片，边缘较明显，伴头昏耳鸣，腰膝酸软，失眠健忘，五心烦热，脱发，两目干涩，或月经量少，色黑有块，舌红，苔少，脉细。笔者认为黄褐斑病位在皮，病因在内，应采取"外病内治"法。肝主疏泄，可使气的运行通而不滞，使气散而不郁，若气机不畅，则致气滞血瘀，不能濡养肤表,而发为黄褐斑。另外,男子的排精、女子的月经也依赖于肝的疏泄功能,妇人以血为本,冲任隶属于肝,若肝的疏泄异常,则可致妇女月经周期紊乱,月经稀发,甚则闭经,这就可以解释临床上黄褐斑的女性患者常伴随月经异常的现象。

肾主水,黑色主肾病。若肾阳不足,则温煦失职,气血温运无力,或肾阴不足,面颊不得精血所养,发为本脏之色,而见黧黑斑;肾阴不仅可以促进血液的生成和津液的分泌,亦对津血起滋润和润养的作用。若阴血不足,则血枯津少,头面失荣,或阴虚不能制阳,虚火亢旺,熏灼面部,血热郁结,则发生黄褐斑。

二、病案举例

案1.

> 气郁血瘀经不调,口渴不寐色斑显。
> 活血化瘀滋阴血,巧用中药效果妙。

患者,女,42岁,2017年1月25日初诊。

【主诉】 面部出现褐色斑片1年余。

【病史】 患者为家庭妇女,性情郁郁寡欢,近1年面部出现褐色斑片,分布于面颊及口周,压之不褪色,伴轻度瘙痒,自予祛斑药物外涂(具体不详),效果不显,常有口干,喜饮水,晨起口苦,月经偶有延期,时间不定,7~10日不等,色暗,有血块,夜寐不安,二便正常,舌红苔薄白,脉细数。

刻下:面部褐色斑片,压之不褪色,伴轻度瘙痒,口干,喜饮水,晨起口苦,月经色暗,有血块,夜寐不安,二便常,舌红苔薄白,脉细数。

【诊断】 西医诊断:黄褐斑;中医诊断:黄褐斑(气滞血瘀、阴津亏损证)。

【治法】 活血化瘀,滋养阴血。

【处方】 蒲公英30 g,地肤子12 g,百合15 g,女贞子12 g,生地黄30 g,当归10 g,地骨皮12 g,白薇12 g,姜厚朴15 g,陈皮12 g,白术12 g,茯苓10 g,醋延胡索10 g,川芎12 g,桃仁10 g,红花10 g,炙甘草8 g。14剂,水煎服,日1剂,早晚分服。复方黄柏液外涂,一次10 mL,涂于皮损处,1日2次。嘱患者调畅情志,按时起居。

【复诊】 2017年2月10日二诊。面部无新发色斑,原色斑颜色稍变浅,口渴改善。原方加煅龙骨、煅牡蛎各20 g(先煎),14剂,煎服法同前。

2017年2月25日三诊。面部色斑散开,面颊部皮肤开始恢复正常,睡眠改善,月经正常,色红,少量血块。原方去煅龙骨、煅牡蛎,加五味子10 g,合欢花15 g,炒僵蚕12 g。30剂,煎服法同前。

2017年3月28日四诊。面部色斑面积明显缩小,颜色变浅,诸症改善,嘱原方继服1个月,巩固疗效。

【按语】 笔者认为该患者40岁有余,处于围绝经期,长期性情抑郁,气虚无力推动血行,血行不畅则加重气滞,加之素体阴虚,煎熬阴液,故口干口渴。血滞加重,则月经色暗,有血块。长期性情抑郁、血行不畅则加重气滞,素体阴虚,三者夹杂发为本病,面部色斑及月经不调为主症。原方中百合、女贞子、生地黄、当归滋阴养血,地骨皮、白薇清热养阴,姜厚朴、陈皮、白术理气健脾,蒲公英解毒祛瘀,地肤子祛风止痒,茯苓养心安神,醋延胡索、川芎、桃仁、红花活血祛瘀,炙甘草补气之余调和诸药,共奏理气活血滋阴之功。二诊睡眠未见明显改善,加煅龙骨、煅牡蛎滋阴安神。三诊色斑明显好转,为巩固疗效,加炒僵蚕12 g,虫类药物善攻窜经络,可加强活血化瘀之功效,以达到"祛风当养血,血行风自灭"的目的。笔者善于在内服中药的基础上配以外治疗法,内外合用,可取得事半功倍的效果。

案2.

> 黄褐斑点兼不寐,经行瘀血便不爽。
>
> 气滞血瘀湿浊蕴,柴胡疏肝三仁调。

杨某,女,37岁,2019年8月10日就诊。

【主诉】 面颊出现黄褐色斑点2余年。

【病史】 近期因工作任务重、压力大、作息饮食不规律,偶有失眠,面部出现黄褐色斑点,两颊尤甚。自述平素易急躁,食欲不振、喜凉饮。月经延后5~10日,行经4~5日,量偏少,色暗,时有血块,伴少腹轻微胀痛。

刻下:眠差多梦,大便黏滞不爽、有不尽感,小便调。舌质暗红,苔白,脉弦滑。

【诊断】 西医诊断:黄褐斑;中医诊断:黄褐斑(肝郁脾虚、气滞血瘀湿阻证)。

【治法】 理气化瘀,利湿化浊。

【处方】 茯苓 15 g,炒白术 12 g,白芍 15 g,柴胡 9 g,川芎 12 g,当归 15 g,赤芍 9 g,玫瑰花 9 g,香附 15 g,酸枣仁 30 g,豆蔻 9 g,薏苡仁 15 g,杏仁 9 g,炙甘草 6 g。14 剂,日 1 剂,水煎至 400 mL,早晚分服。

【按语】 笔者认为,所思不遂易致肝气郁结。气行则血行,气郁则血滞;加之气郁津液输布代谢障碍,化生痰浊阻滞脉络,使面部气血失和,肌肤失养而出现黄褐斑。患者平素工作压力大,情志不遂致肝郁气滞、血行不畅,变生瘀血,加之平素作息不规律耗气伤阴,加重瘀血,瘀血阻滞不能上容头面,发为黄褐斑;饮食不节,损伤脾胃,脾失健运,水谷精微输布不畅,郁于中焦,久而化生湿浊,面部失于濡养,加重黄褐斑。方中杏仁宣肺气、利湿浊;豆蔻芳香化湿,行气宽中;薏苡仁健脾渗湿。三仁合用,共奏行气化湿之功。柴胡疏肝解郁并可行气散瘀,白芍柔肝养血,养肝之体,利肝之用。当归活血补血,玫瑰花活血行气解郁。诸药合用,利水湿而健脾气,散瘀血养肝体。可见中药运用之精妙。笔者也指出:从严格意义上说,黄褐斑只是一个征象,是内在脏腑功能失调的一个外在表现,大多数患者有慢性基础疾病,特别是女性生殖系统疾病,如月经失调、痛经、附件炎等。另外,结核、肿瘤、肝脏病、胃肠疾病、抑郁症、贫血患者也常发生本病。内分泌系统疾病如性腺功能改变、肢端肥大症、原发垂体改变的库欣综合征、艾迪生病患者的肾上腺皮质功能减退、肾上腺性征异常综合征、异位 ACTH 综合征、甲状腺疾病等,均可继发引起皮肤色素沉着。在临床诊治时,了解并明确证与病的关系至关重要,病证互参,积极治疗基础疾病,从根本上消除黄褐斑。尤其是针对一些难治性疾病,应尽可能地收集相关实验室资料,通过对"斑"的治疗,客观地评估对基础疾病的疗效,以便今后循证总结,探索发现。

案 3.

> 阳虚怕冷手冰凉,色斑乏力乳房胀。
>
> 疏肝解郁消斑汤,色斑变浅温阳方。

王某,女,34 岁,2019 年 3 月 20 日初诊。

【主诉】 面部褐色斑块 2 年。

【病史】 患者曾外用祛药膏（具体不详）治疗，效果不佳。初诊症见：面部眶周黄褐色斑块，平素乏力、怕冷，手足冰凉，经期乳房胀痛，小腹冷痛，经色暗，有血块，纳眠可，二便调。舌淡红，苔白，脉弦涩。

【诊断】 西医诊断：黄褐斑；中医诊断：黄褐斑（肝郁脾虚、气滞血瘀痰浊证）。

【治法】 理气化瘀，利湿化浊。

【处方】 疏肝解郁消斑汤加党参 30 g，黄芪 30 g，肉桂 10 g，熟附子 9 g。15 剂，水煎服，日 1 剂。

【复诊】 2019 年 4 月 5 日二诊。患者面部色斑变浅，怕冷减轻，继服上方15 剂。

2019 年 4 月 22 日三诊。患者面部色斑变淡，乏力明显减轻，上方去党参。继服 15 剂。

2019 年 5 月 10 日四诊。患者色斑较前明显淡化，乏力、怕冷好转，上方去熟附子，继服 30 剂。

1 个月后复诊，患者色斑基本消失，嘱患者避免日光暴晒，调畅情志，保证睡眠质量。半年后随访无复发。

【按语】 患者经期乳房胀痛，经色暗，有血块，皆一派肝气郁结、瘀血内停的征象。方选疏肝解郁消斑汤疏肝解郁、活血化瘀。因患者平素乏力，加入党参、黄芪益气之品，因平素怕冷，小腹冷痛，加入肉桂、熟附子温阳之品。因原方有效，效不更方。《素问·上古天真论》曰："女子七岁，肾气盛，齿更发长；二七而天癸至，任脉通，太冲脉盛，月事以时下，故有子；三七肾气平均，故真牙生而长极；四七筋骨坚，发长极，身体盛壮；五七阳明脉衰，面始焦，发始堕；六七三阳脉衰于上，面皆焦，发始白；七七任脉虚，太冲脉衰少，天癸竭，地道不通，故形坏而无子也。"纵观黄褐斑的发病年龄可以发现，其发病期与女子行经期重合，而临床上黄褐斑的患者大多都有不同程度的月经不调。经分析得知月经不调与黄褐斑两者之间存在较大的关联。笔者认为调理月经对于黄褐斑的治疗显得尤为重要。若女子月经量少，乏力，则入黄芪、党参、当归等补气养血之品，经期腰酸乏力则加入枸杞子、桑椹等滋补肝肾之品，经期怕冷、腹痛则加入肉桂、熟附子、小茴香、醋延胡索等辛温止痛之品。

第五章　内科杂病治验

第一节　失　　眠

一、概述

　　失眠,属于中医学"不寐"范畴,是以经常不能获得正常睡眠为特征的一类病证。病位主要在心,涉及肝、胆、脾、胃、肾,病性有虚有实,且虚多实少。治疗以补虚泻实,调整脏腑阴阳为原则。笔者认为失眠属阳盛阴衰,阴阳失交,一为阴虚不能纳阳,一为阳盛不能入于阴。多为情志所伤、饮食不节、劳逸失调、久病体虚等因素引起脏腑功能紊乱,气血失和,阴阳失调,阳不入阴而发病。治疗时要注重虚实和阴阳,并且要注意引起失眠的病因,治标的同时要治本,根据夹杂病理因素的不同,合理加减用药,才能达到良好的治疗效果。对于虚证导致的失眠,一般可以采用酸枣仁汤进行加减化裁,对于实证导致的失眠,首先要对病理因素进行治疗,同时根据患者的情况,也可以合用酸枣仁汤。失眠患者一般都有阴阳不调、阴阳失交的病因。正如《类证治裁·不寐》所言:"阳气自动而之静,则寐;阴气自静而之动,则寤;不寐者,病在阳不交阴也。"轻者入睡困难,或寐而不酣,时寐时醒,或醒后不能再寐,重则彻夜不寐,常影响人们的正常工作、生活、学习和健康。

二、病案举例

案 1.

　　　　　　肝血虚烦夜不寐,阴阳不调肝血亏。
　　　　　　酸枣仁汤养心肝,半夏枯草随症配。

王某,男,53 岁,2019 年 2 月 26 日初诊。

【主诉】　失眠多年,加重1年。

【病史】　患者近1年来失眠加重,其梦多是战争打仗,或是殴打之类的梦境,醒后不能入睡,晚上休息欠佳,白天精神较差,影响日常的生活及工作。

刻下:失眠多梦,头晕,视物稍有模糊,心烦,易怒,舌红少苔,脉弦细。

【诊断】　西医诊断:失眠;中医诊断:不寐(肝阴血虚证)。

【治法】　滋补阴血,安神定魄。

【处方】　酸枣仁汤加味。酸枣仁30 g,知母15 g,川芎9 g,茯苓15 g,炙甘草6 g,黄连10 g,白芍12 g。6剂,日1剂,水煎2次,分2次服。

【复诊】　2019年3月5日二诊。患者诉睡眠略有改善,其他症状如前。在前方基础上加半夏9 g,夏枯草9 g,15剂,日1剂,水煎2次,分2次服。

2019年3月19日三诊。患者诉每晚能休息6 h左右,做梦症状基本消失,白天精神状态良好,不再影响日常的工作和生活。遂嘱其再服用前方15剂巩固疗效。

【按语】　失眠原因有许多,主要分为虚、实和阴阳不相交这三个方面,若患者为虚证,则需辨清脏腑和阴阳,必须要分清楚是哪一个脏腑的虚证,分清楚是哪一个脏腑的虚证之后,再根据望、闻、问、切,分清楚是气、血、阴、阳何者虚弱;若患者为实证,也需要分清楚是哪一个脏腑的实证,之后再确定是哪一个病理因素所导致的实证,大多数失眠的患者都有阴阳不相交病因,阴阳不相交并不是独立存在的,而是和其他的病因病机同时存在,在治疗时,除了辨清楚虚实以外,还需要兼顾调整阴阳,这样就能更深入地认识失眠的原因,根据患者的具体症状和体征进行辨证论治,就会更加切中病机,从而达到明显的疗效。笔者在治疗失眠时,对于虚证患者,一般都以酸枣仁汤作为基础方,再根据患者不同的病因病机,在酸枣仁汤的基础上进行加减变化,气虚者可适当增加补气的药物,血虚者可增加补血的药物,阳虚者可增加补阳的药物,阴虚者可增加滋阴的药物,若有热者可清热,若有痰者可兼以化痰,同时配合调整阴阳,从而达到良好的治疗效果。从患者病证表现得知,其病变证机是肝阴血不足,肝血不能濡养肝脏,导致肝本体阴阳失调,阴血不能抑制肝阳,肝阳相对亢盛,阳亢则魂不得血舍而躁动。肝为将军之官,肝阴血不足,阳亢于内,则梦幻多是战争或殴打类。以酸枣仁汤滋补肝血,安神舍魂,加黄连以清热除烦,半夏主阴阳开阖之半,半欲开,半欲阖,此乃人体由清醒进入睡眠的关键节点,半夏则可在此节点发挥作用使人体进入睡眠状态。夏枯草夏至后即枯,盖禀天地纯阳之气,得阴气则枯萎。因此,夏枯草乃至阴之体,得纯阳之气方可生长,夏至之后,阴气日渐隆盛,阴不得阳助,而致其枯萎[1]。故夏枯草也具有交通阴阳之用。白芍以滋补肝血,使血能舍魂。诸药相互为用,以奏其效。

案 2.

肝血虚烦兼气郁,养肝疏肝同时需。

酸枣仁汤要加减,川楝柴胡芍药予。

李某,男,36 岁,2019 年 3 月 5 日初诊。

【主诉】 失眠半年余。

【病史】 患者近半年失眠严重,由于工作压力较大,平时工作繁忙,没有时间辅导孩子功课,孩子成绩落后,导致其平时心情也不好,再加上工作不顺利,近半年晚上经常睡不着,即使睡着了,也特别容易做梦,有时容易被惊醒,醒后就很难再入睡了,平时脾气不好。

刻下:失眠多梦,睡后易醒,醒后难入睡,情绪急躁,舌红少苔,脉弦细。

【诊断】 西医诊断:失眠;中医诊断:不寐(肝阴血虚夹气郁证)。

【治法】 滋补阴血,疏肝理气。

【处方】 酸枣仁汤加味。酸枣仁 30 g,知母 15 g,川芎 9 g,茯苓 12 g,炙甘草 6 g,黄连 15 g,白芍 20 g,川楝子 9 g,柴胡 12 g,夏枯草 9 g。15 剂,日 1 剂,水煎 2 次,分 2 次服。

【复诊】 2019 年 3 月 19 日二诊。患者诉睡眠时做梦减少,情绪有所改善,偶有嗳气,在前方基础上加用半夏 9 g,15 剂,日 1 剂,水煎 2 次,分 2 次服。

2019 年 4 月 2 日三诊。症状基本好转,睡觉比之前容易入睡,基本可以睡到天亮,不再急躁易怒,经常对自己进行自我心理疏导,感觉工作和生活比以前要顺利,不再总是焦躁着急。遂再嘱其服用前方 7 剂巩固疗效。

【按语】 在治疗失眠时,一定要关注导致失眠的原因是什么,才能更好地在酸枣仁汤的基础上进行加减变化,酸枣仁汤只是治疗虚证失眠的一个基础方,对于单纯的血虚失眠具有良好的效果,但是如果患者夹杂有其他的病理因素,在治疗的同时要根据导致失眠的病理因素进行治疗,这样才可以达到标本同治的目的。对于兼有肝气郁滞的患者,可以合用小柴胡汤或柴胡疏肝散;对

第五章 内科杂病治验

于合并有瘀血的患者,可以合用桂枝茯苓丸或血府逐瘀汤;对于合并有痰热的患者,可以合用温胆汤;对于有水饮内停的患者,可以合用五苓散;对于气虚的患者,可以合用四君子汤或补中益气汤。该患者由于工作压力大,加上家庭生活方面的原因,使情绪急躁易怒,心情差,失眠多梦,其病变证机同样是肝阴血不足,肝血不能濡养肝脏,导致肝本体阴阳失调,阴血不能抑制肝阳,肝阳相对亢盛,阳亢则魂不得血舍而躁动。肝阴血不足,阳亢于内,同时伴有肝郁气结。在选用酸枣仁汤的时候,还需要加用疏肝理气的药物,疏肝理气最常用的就是柴胡,古人云"柴胡劫肝阴"。故在使用柴胡时,应防止其燥热之性,一般选用鳖血柴胡,现在很多药房缺少鳖血柴胡这味药,所以在使用时,一般要加用白芍,防止柴胡劫肝阴。疏肝的药物一般偏于辛温,容易耗伤人体阴津和营血,对于阴虚阳亢的患者,在选用疏肝理气药物的时候,要选择偏凉性的药物,其中川楝子既能疏肝理气,又不会辛温耗伤阴血。

案 3.

> 心脾两虚肝血虚,心脾肝脏同补宜。
> 酸枣仁汤为底方,再合归脾虚劳祛。

刘某,女,45 岁,2019 年 5 月 8 日初诊。

【主诉】 入睡困难 2 个月。

【病史】 患者因 2 个月前搬家,过于劳累,之后出现了夜间入睡困难,夜梦较多,入睡较浅,梦中易惊醒,白天容易出汗,稍微运动后就会出现大量汗出,平素易疲乏,不耐劳累,运动后容易出现头晕,偶有心悸,饮食较差,食后不易消化,大便不成形,小便尚可。

刻下:面色稍萎黄,精神状态不佳,舌淡白,苔薄白,脉细弱。

【诊断】 西医诊断:失眠;中医诊断:不寐(肝阴血虚兼心脾两虚证)。

【治法】 滋补阴血,补益心脾。

【处方】 酸枣仁汤合归脾汤加减。酸枣仁 25 g,知母 9 g,川芎 9 g,茯苓 9 g,炙甘草 6 g,白术 20 g,茯神 15 g,炙黄芪 15 g,龙眼肉 25 g,党参 12 g,木香 6 g,当归 20 g,制远志 15 g,大枣 15 g,干姜 6 g。15 剂,日 1 剂,水煎 2 次,分 2 次服。

【复诊】 2019 年 5 月 22 日二诊。患者诉入睡较前明显好转,做梦明显减少,梦中惊醒次数减少,饮食较前好转,白天仍然容易出汗,出汗量较前有所减少,仍有疲乏,舌淡红,苔薄白,脉细弱。在前方基础上加用煅牡蛎 20 g,浮小麦 9 g,杜仲 9 g,15 剂,1 日 1 剂,水煎 2 次,分 2 次服。

2019 年 6 月 5 日三诊。患者诉夜晚睡眠基本正常,每晚能睡 6～7 h,睡后基本不再惊醒,白天出汗正常,自我感觉精神状态较前明显好转,日常生活和工作有精神,没有明显的疲惫感,大便基本正常,日 1 次,饮食量较前有所增加。舌淡红,苔薄白。上方去浮小麦、煅牡蛎。7 剂,日 1 剂,水煎 2 次,分 2 次服。以巩固疗效。

【按语】 患者由于 2 个月前过于劳累而出现的诸多症状,不仅局限在睡眠不佳,同时还伴有自汗、疲乏,运动后会出现头晕,偶尔有心悸的症状,饮食较差,大便不成形,这些症状均说明患者属于虚证。患者起病的原因是劳累过度,劳则气耗,劳累过度不仅耗气,也会伤血,古人云"气为血之帅,血为气之母"。气血之间的关系非常紧密,所以在这种过度劳累的情况下,会耗气伤血,气血不足,则不能濡养五脏六腑、四肢百骸。气血不能濡养心神,则会出现心悸,入睡困难,睡后易醒,惊剔不安。患者同时出现了大便不成形,饮食不佳,这是脾虚的症状。患者的主诉是失眠,同时伴有各种兼证,所以在酸枣仁汤的基础上合用归脾汤。归脾汤既可以养心血,又可以补脾气,是心脾两虚证非常好用的一个方剂。在使用归脾汤时,如果患者偏于虚寒,那么龙眼肉的用量可以偏大。对于很多血虚而导致的失眠,单纯使用大剂量龙眼肉,也可以取得不错的效果。二诊时,患者睡眠较前有所改善,但是仍然有自汗的现象,在这种情况下,如果继续服用前方,也可以达到消除自汗的目的,但是治疗时间可能会偏长。故在急则治标的指导下,适当地加用煅牡蛎、浮小麦可以更快消除自汗的症状,当治疗一段时间之后,身体的虚证好转后,煅牡蛎和浮小麦就可以去掉了。三诊时,患者症状基本消除,为了巩固疗效,在前方的基础上去煅牡蛎和浮小麦,继续服用 7 日。如果患者服用 1 周后,仍有很轻微的症状,那么也可以嘱患者服用中成药归脾丸,能更好巩固治疗效果,防止疾病出现反复。

参考文献

[1] 赵先阳,方朝晖.方朝晖从"人卧血归于肝"论治不寐临床经验[J].中医药临床杂志,
    2018,30(12):2218-2220.

第二节　便　秘

一、概述

　　便秘是指由于大肠传导功能失常导致的以大便排出困难、排便时间或排便间隔时间延长为临床特征的一种大肠病证。本病属中医学"便秘""脾约""阳结""阴结"等范畴[1]。《素问·厥论》曰："太阴之厥,则腹满䐜胀,后不利。"《素问·举痛论》曰："热气留于小肠,肠中痛,瘅热焦渴,则坚干不得出,故痛而闭不通矣。"《灵枢·邪气脏腑病形》曰："肾脉微急,为不得前后。"笔者指出便秘既是一种独立的病证,也是一个在多种急慢性疾病过程中经常出现的症状。便秘的病因是多方面的,其中主要的有外感寒热之邪,内伤饮食情志,病后体虚,阴阳气血不足等。本病病位在大肠,并与脾、胃、肺、肝、肾密切相关。脾虚传送无力,糟粕内停,致大肠传导功能失常,而成便秘;胃与肠相连,胃热炽盛,下传大肠,燔灼津液,大肠热盛,燥屎内结,可成便秘;肺与大肠相表里,肺之燥热下移大肠,则大肠传导功能失常,而成便秘;肝主疏泄气机,若肝气郁滞,则气滞不行,腑气不能畅通;肾主五液而司二便,若肾阴不足,则肠道失润,若肾阳不足则大肠失于温煦而传送无力,大便不通,均可导致便秘。

二、病案举例

案1.

　　　　便秘心烦眠不安,方用通便麻子丸。

　　　　若兼郁怒伤肝气,加服清肝更衣丸。

　　患者,女,48岁,2019年12月17日初诊。

　　【主诉】　排便困难4年。

　　【病史】　患者排便困难4年,诉大便2～4次/日,质干难解,伴心烦急躁,睡眠、饮食不佳。体格检查见腹胀满,未见肠型及蠕动波,全腹软,未触及包块,脐周有轻度压痛,无反跳痛。心肺查体未见明显异常。舌红,苔黄腻,脉数。症见:腹痛剧烈,大便不通。辅助检查:白细胞计数 7.35×10^9/L,中性粒细胞百分比 70.5%，腹部 X 线检查显示下腹部有充气肠管，无明显的气液平面。

刻下：大便质干难解，伴心烦急躁，睡眠、饮食不佳，舌红，苔黄腻，脉数。

【诊断】　西医诊断：便秘；中医诊断：便秘（阳明腑实证）。

【治法】　通里攻下，润肠通便。

【处方】　大黄 12 g，桃仁 10 g，红花 10 g，知母 15 g，枳实 15 g，芒硝 6 g，芦荟 4 g，当归 12 g，合欢花 12 g，熟地黄 20 g，泽兰 12 g，火麻仁 12 g，炙甘草 8 g，车前子 20 g，郁金 12 g。15 剂，每日 1 剂，水煎服，早晚分服。嘱清淡饮食，服药期间禁辛辣，适当调节情志。

【复诊】　2020 年 1 月 1 日二诊。患者诉排便逐渐规律，每日 1 次，偶有难解现象，饮食、睡眠较前明显好转，原方去郁金、芦荟，熟地黄减为 15 g，继服7 剂。

【按语】　便秘一词，最早见于清代沈金鳌《杂病源流犀烛》一书中，为后世众多医家所采用，并沿用至今。但便秘之症，首见于《黄帝内经》，其称为"大便难""后不利"。在其他中医文献中亦有其他的名称。《备急千金要方》中称为"大便不通"。《丹溪心法附余·燥门》及《症因脉治·大便秘结论》中又有"大便秘结""大便燥结"的称谓。祖国医学认为便秘的主要病位在大肠，由多种原因导致肠道传导功能失司所致，与肝、肺、脾、肾关系密切。《素问·五脏别论》云："魄门亦为五脏使。"说明人体正常排便与五脏有密切关系。肝主疏泄，调畅全身气机，与大肠之主降，促进大便的正常排泄，肝气郁结，则大肠气机不畅而致便秘。肺与大肠相表里，肺燥、肺热移于大肠，导致大肠传导失司而成便秘。依据古籍医书对于便秘的相关记载，加之多年的临床工作，笔者将便秘分为阳明腑实证、脾肺气虚证、血气亏虚证、脾肾阳虚证。本案患者为一中年女性，大便质干难解，伴心烦急躁，睡眠、饮食不佳，舌红，苔黄腻，脉数，为较明显的阳明腑实之证。阳明腑实证中"阳明"意指足阳明胃经、手阳明大肠经及其所指的胃、大肠两腑。《伤寒论》第 180 条曰："阳明之为病，胃家实是也。"其将阳明病的本质概括为"胃家实"三字，此言主要是邪热入胃与肠中化燥成实。肠中糟粕化燥成实，热势向上蒸腾，但燥屎结阻于肠内，气机郁滞不通，从而出现一系列的临床症状，突出表现有不大便，腹部胀满疼痛，身潮热，汗出，舌红苔黄燥，脉大等。其中身潮热、汗出及舌脉为里实热证的特征表现。肠中燥热内结,气机阻滞不畅,大肠气机"降"的功能失常,大便自然干结不下。自古以来,中医学对于阳明腑实证的治疗以"下法"为主,提倡用苦寒之品泻下通便,以达到治疗效果:凡阳明腑实之燥热内结者,用峻下实热、荡涤燥结之大承气汤加减治疗,多可取得较为理想的疗效。笔者在大承气汤的基础上去厚朴,防止峻下之功过盛而伤机体之正气,同时患者便秘病程较长,已达 4 年之久,为防邪气入里,加以熟地黄、当归、火麻仁,既有通便之功,亦有补益之效果。患者服用 15 剂后症状明显好转,去郁金、芦荟,熟地黄减为 15 g,继服 7 剂,加以巩固。经证实此患者辨病辨证及开方皆正确。

案 2.

气虚阳衰食劳倦,脾胃受损素体寒。

年老体弱阳气衰,方用黄芪服之安。

患者,男,77 岁,2019 年 11 月 7 日初诊。

【主诉】 大便难解 7 年余。

【病史】 大便质不干硬,虽有便意,但排便困难,用力努挣则汗出气短,便后乏力眩晕,面白神疲,肢倦懒言。查体见腹不甚胀,腹软,未见肠型及蠕动波,未触及包块,脐周有轻度压痛,无反跳痛。肠鸣音较弱,心肺查体未见明显异常。舌淡苔白,脉弱。

刻下:排便困难,用力努挣则汗出气短,便后乏力眩晕,面白神疲,肢倦懒言,舌淡苔白,脉弱。

【诊断】 西医诊断:便秘;中医诊断:便秘(气虚证)。

【治法】 补气健脾,润肠通便。

【处方】 黄芪 12 g,陈皮 20 g,火麻仁 12 g,当归 12 g,茯苓 12 g,熟地黄 20 g,白蜜 50 g。15 剂,每日 1 剂,水煎服,早晚分服。嘱清淡饮食,服药期间禁辛辣。

【复诊】 2019 年 11 月 14 日二诊。患者诉便秘症状消失,转为轻微腹泻,嘱剩余 7 剂中药去火麻仁,加干姜 8 g,服完。

2019 年 11 月 21 日三诊。患者诉便秘症状消失,精神症状好转。嘱上方继服 7 日。

【按语】 气虚的病理反应可涉及全身各个方面,如气虚则卫外无力,肌表不固,而易汗出;气虚则四肢肌肉失养,周身倦怠乏力;气虚则清阳不升、清窍失养而精神委顿,头昏耳鸣;气虚则无力以率血行,则脉象虚弱无力或微细;气虚则水液代谢失调,水液不化,输布障碍,可凝痰成饮,甚则水邪泛滥而成水肿;气虚还可导致脏腑功能减退,从而表现出一系列脏腑虚弱征象。气虚可见面色㿠白,头晕目眩,少气懒言,神疲乏力,甚则晕厥。阳虚除气虚症状外,还兼有畏寒肢冷、自汗,脉沉缓或迟而无力,舌质胖淡,苔白。对于气虚者的饮食宜忌,应兼顾五脏之虚的宜忌原则。凡气虚之人,宜进食补气作用的食物,宜食性平味甘或甘温之物,宜食营养丰富、容易消化的平补食品。忌食破气耗气之物,忌食生冷性凉食品,忌食油腻厚味、辛辣食物。本案为一老年男性,便秘病史已有 7 年余,便后乏力眩晕,汗出,面白,气虚症状明显,辨证为气虚便秘。气虚则大肠传送无力,血虚则津枯肠道失润,阴亏则肠道失荣,阳虚则肠道失于温煦,导致大便艰涩。老年患者以虚证为多。中医学认为气虚便秘,气虚推动无力,糟粕无法排出。治疗以补气健脾、润肠通便为主。方用黄芪汤加减。笔者指出大肠主传化糟粕,接受小肠下传的食物残渣,形成粪便,大肠之气的运动,将粪便传送至大肠末端,经肛门有节制地排出体外。大肠的这一功能有赖于气的推动与调控功能。肺脾气虚者,即使大便并不干结,但是因气虚而推动无力,大便排出困难而发生便秘。肺与大肠相表里,肺主一身之气,肺气的肃降有助于粪便的排泄,故肺气虚不仅有汗出、气短、乏力等证候,亦可致便秘。黄芪汤出自《金匮翼》,原方中黄芪、陈皮补气理气健脾。火麻仁、当归、白蜜润肠通便。患者服药 1 周后,便秘消失,出现腹泻症状,实则皆因脾肾气虚所致,症状不同而病因相同,所以去峻下力较强之火麻仁,加以干姜止泻温阳。诸药合用,共奏补气健脾、润肠通便之功。黄芪汤不仅可使排便时间间隔缩短、排便费力程度减轻,而且可使汗出、气短、乏力等伴随症状明显改善。

案 3.

> 便秘日久脾胃虚,燥湿健胃益脾气。
> 方用四君和枳术,补润相兼病可安。

患者,女,37 岁,2019 年 11 月 7 日初诊。

【主诉】 大便难解 10 年余。

【病史】 患者因便秘 10 余年就诊,诉大便难解,4～5 日 1 行,排便时先干硬后稀溏,量一般,有便不尽感,腹胀,平素自服泻药,一经停药则便难,纳眠欠佳,舌淡苔白腻,边有齿印,脉细。

刻下:大便难解,4～5日一行,排便时先干硬后稀溏,量一般,有便不尽感,腹胀,纳眠欠佳,舌淡苔白腻,边有齿印,脉细。

【诊断】 西医诊断:便秘;中医诊断:便秘(脾胃气虚证)。

【治法】 健脾止泻。

【处方】 人参 6 g,白术 30 g,茯苓 15 g,甘草 6 g,枳实 12 g。15 剂,每日 1 剂,水煎服,早晚分服。嘱清淡饮食,服药期间禁辛辣。

【复诊】 2019 年 11 月 14 日二诊。患者诉便秘症状消失,转为轻微腹泻,嘱剩余 7 剂中药减白术 15 g,服完。

2019 年 11 月 21 日三诊。患者诉便秘症状消失,精神症状好转。嘱上方继服 7 日。

【按语】 笔者认为对于便秘的治疗,当首分虚实,虚者健脾助运、以气为枢,实者滋阴润肠、补泻相宜。而临床所见之便秘患者,以属虚者居多。便秘属虚者,脾胃虚弱,运化无力,清气不升,浊气不降,便秘遂生,是故见有大便秘结而滞涩不畅,便质软烂,甚至虽数天不解便却不觉其苦者,必以健脾助运为首要治则。笔者指出白术小其制则健脾燥湿止泻,大其制则滋脾液健脾运,配合少量枳实则补中行滞,健脾助运之功大增,使脾气得复,津液自生,秘结随下。该患者坚持服药至三诊时,喜诉大便已基本正常,再无腹胀纳差之苦,身心轻松,睡眠亦较之前明显改善,疗效满意。

参考文献

[1] 黎琼毅.功能性便秘的中医治疗研究进展[J/OL]. https://doi.org/10.13729/j.issn.1671-7813.Z20200021,2020-04-09.

第三节 头 痛

一、概述

头痛按病因可分为外感和内伤两部分。笔者认为头痛的病因非常多,治疗的难度也非常大,一般头痛的患者,都会到医院进行全面的检查,当西医的治疗效果不佳时,或是没有明确的病因,才会寻求中医药的治疗,中医药治疗头痛具有一定的优势。头痛虽然分为外感和内伤,但是临床上并不能截然分开,外感头痛也有内伤的因素,内伤头痛也有外感的因素,此处的外感主要是指感受风邪。风为百病之长、六淫之首,常夹寒、湿、热邪侵袭头部。外邪上扰清窍,壅滞经络,络脉不通,不通则痛。中医对于头痛的认识,可追溯到几千年前,并且历代医家对于头痛均有独特而鲜明的认识,也在不断探索头痛的治疗方案。头痛病名最早见于《黄帝内经》,《素问·风论》中提到头痛为"首风""脑风",论及其症状表现,并提出头痛的主要病因是外感和内伤。张仲景在《伤寒论》中较详细地描述了外感头痛的辨证论治。《三因极一病证方论》中对内伤头痛有了较详细的认识。金元以后,对头痛的认识越来越完善。《东垣十书》中记载头痛可由外感与内伤引起,根据病因和症状不同可分为伤寒头痛、湿热头痛、偏头痛、真头痛、气虚、血虚、气血俱虚、厥逆头痛等,并指出太阴和少阴头痛。《古今医统大全》中总结了头痛,指出:"头痛自内而致者,气血痰饮、五脏气郁之病,东垣论气虚、血虚、痰厥头痛之类是也;自外感,风寒暑湿之病,仲景伤寒、东垣六经之类是也"[1]。可见头痛的病因非常多,治疗难度非常大。中医的优势在于,西医治疗效果不佳或是难以明确诊断的头痛,中医具有独特的治疗方法,但在治疗时尤其要注重辨证论治,才能达到良好的效果。

二、病案举例

案1.

> 外感内伤分明辨,二因亦可相兼见。
> 川芎茶调为基础,分经论治疗效显。

任某,男,37 岁,2018 年 12 月 18 日初诊。

【主诉】 反复头痛半年,加重 1 个月。

【病史】 患者从事快递工作,多为露天工作,半年来,头痛反复发作,巅顶头痛较为明显,头痛持续存在,时轻时重,没有规律性,遇到风吹,会稍有加重,与寒热无明显关系,夜晚睡觉会流口水。患者曾先后在当地医院就诊,头颅CT、MRI 未见异常,诊断为偏头痛。服用止痛药无明显效果,患者既往体健,无高血压等病史。

刻下:近1个月来头痛程度加重,伴头晕,腿软无力,纳可,二便尚调,睡眠安,睡眠时偶有流涎,舌淡,苔薄白,脉弦。

【诊断】 西医诊断:头痛;中医诊断:头痛(风邪上扰证)。

【治法】 祛风通络止痛。

【处方】 川芎茶调散合吴茱萸汤加减。川芎15 g,防风10 g,荆芥10 g,细辛3 g,白芷10 g,薄荷6 g,甘草3 g,当归10 g,羌活6 g,蔓荆子15 g,藁本10 g,吴茱萸10 g,党参12 g,大枣5枚,生姜9 g,茶叶1撮。7剂,水煎服,每日1剂,分2次服。

【复诊】 2018年12月25日二诊。患者诉头痛减轻,头痛发作次数较前明显减少,睡眠时流涎减少。上方加僵蚕15 g,天麻9 g。15剂,水煎服,每日1剂,分2次服。

2019年1月8日三诊。患者头痛明显减轻,2~3日发作1次,而且疼痛较轻微,可以忍受。遂嘱患者再服15剂以巩固疗效。后患者电话告知,头痛消失,如常人。

【按语】 头痛首先应辨外感还是内伤,外感和内伤常常不能截然分开,外感的同时也伴有内伤,内伤的同时也伴有外感,治疗时既要治疗内伤,也要兼顾外感风邪的因素,历代医家对于头痛都有独特的见解,对于头痛常常要分部位进行治疗:前额连眉棱骨痛,一般属于阳明经;两侧头痛,一般属于少阳经;后头项痛,一般属于太阳经;巅顶痛一般属于厥阴经。要根据病变的部位进行加减用药,才能达到良好的疗效。在治疗头痛时,风邪是常见的因素,所以在治疗时常常以川芎茶调散作为基础方,但是仅仅使用川芎茶调散治疗头痛的效果往往不太理想,一定要结合头痛发作的部位,以及发作的时间,分经论治,同时在治疗头痛时,也要兼顾患者体内的各种病理因素,如果有痰浊,则需加用化痰的药物;如果体内有湿热,则需要加用清热祛湿的药物;如果是虚证导致的,则需要加用补虚的药。这样才能标本兼治。对本案中患者的症状和体征进行辨证,考虑为外感风邪。患者常年露天工作,风为阳邪,其性轻扬开泄,最容易侵犯人体头部。《素问·太阴阳明论》中指出"伤于风者,上先受之",人体十二条经脉中阳经都经过头部,风邪侵袭人体上部会导致气血运行失调,经脉闭阻,则易发生头痛,古人云"不通则痛,不容则痛"。汪昂在《医方集解》中云:"以巅顶之上,惟风药可到也。"治疗头痛,从风论治很重要。《伤寒论·辨厥阴病脉证并治》曰:"干呕,吐涎沫,头痛者,吴茱萸汤主之。"患者巅顶疼痛较为明显,根据分经论治,巅顶属于厥阴经。所以治疗上,要以川芎茶调散为基础方,根据头痛的部位是巅顶,再加用吴茱萸汤,则可取得良好的效果。

案 2.

外感风邪偏头痛,川芎茶调风邪攻。

两侧分属少阳经,合小柴胡效更宏。

周某,女,46 岁,2019 年 3 月 5 日初诊。

【主诉】 反复头痛 1 年,加重 2 个月。

【病史】 患者近 1 年反复发作头痛,头痛时伴有恶心感,每日发作 1～2 次,偶有耳鸣,自觉头部右侧疼痛较为剧烈,头痛时伴有头晕,头晕时轻时重,影响生活起居,在医院检查头颅 CT、MRI,均未见明显异常,近 2 个月来头痛程度加重,头痛时伴有头晕,有恶心感,偶有耳鸣,心烦易怒,晨起时自觉口中发苦,舌淡,苔薄微黄,脉弦,患者既往无其他疾病,血压、血脂正常。

刻下:头痛,时有头晕,有恶心感,偶有耳鸣,心烦易怒,晨起时自觉口中发苦,舌淡,苔薄微黄,脉弦。

【诊断】 西医诊断:头痛;中医诊断:头痛(风邪上扰、少阳不和证)。

【治法】 祛风通络,和解少阳。

【处方】 川芎茶调散合小柴胡汤加减。川芎 15 g,防风 10 g,荆芥 10 g,细辛 3 g,白芷 10 g,薄荷 6 g,甘草 3 g,羌活 6 g,当归 10 g,柴胡 12 g,半夏 9 g,党参 9 g,黄芩 12 g,天麻 15 g,钩藤 12 g(后下),茶叶 1 撮。7 剂,水煎服,每日 1 剂,分 2 次服。

【复诊】 2019 年 3 月 12 日二诊。患者诉头晕头痛有所缓解,恶心基本消失,仍有心烦易怒,但较前好转。效不更方,再予上方 15 剂,水煎服,每日 1 剂,分 2 次服。

2019 年 3 月 26 日三诊。患者症状基本痊愈,再予上方 7 剂,以巩固疗效。

【按语】 川芎茶调散中药物对于多条经脉引起的头痛均有作用,古人云"头痛不离川芎"。对于何种原因引起的头痛,川芎均有很好的作用,因患者头右侧疼痛较为明显,属于少阳头痛,患者伴有恶心、头晕,根据患者的舌象,可判断为少阳证,此时除了川芎茶调散外,还应加用小柴胡汤,以和解少阳,柴胡可以帮助川芎茶调散疏散外邪,同时可以和解少阳枢机,患者舌苔薄而微黄,此为内有郁热的表现,小柴胡汤中使用黄芩而清热。对于患者头晕,可以对症使用天麻、钩藤,主要起到平肝息风的作用,同时也可疏散外风,钩藤中的有效成分易于分解,所以一般需要后下,保留其有效成分。用茶叶可以起到清利头目的作用。两方合用,达到预期疗效。对于头痛的辨证,要重视分经论治。

参考文献

[1] 王晓红,张士玉.川芎茶调散加减治疗头痛验案举隅[J].中国民族民间医药,2018,
    27(11):69-71.

第四节　虚　　劳

一、概述

虚劳是由多种原因导致的脏腑元气亏虚,以精血不足为主要病理过程的一类慢性虚衰性证候的总称。随着社会的发展,人民生活水平的不断提高,虚劳并未减少反而日益增多,这与现代人的生活方式有密不可分的关系。虚劳又称虚损,是以脏腑亏损,气血阴阳虚衰,久虚不复成劳为主要病机,以五脏虚证为主要临床表现的多种慢性虚弱证候的总称。

笔者认为导致虚劳的主要原因有三个,即体质因素、生活因素和疾病因素。体质决定着人体对致病因素的易感性和病机、证候的倾向性,体质的特征与先天禀赋密切相关,父母体虚,遗传缺陷,胎中失养,孕育不足等因素,造成禀赋薄弱,体质不强,在体质不强的基础上,易于因虚致病,或因病致虚,日久不复而成为虚劳;生活中劳累过度、情志失控、房劳不节、饮食不当和起居失常造成神气不足,真阴暗耗,脾胃虚弱,终致虚劳;大病、久病、年老者,正气亏损,精气耗伤,由虚致损,逐渐发展成为虚劳。尽管导致虚劳的原因复杂、多样,但总不外气、血、阴、阳的亏虚。笔者认为虚劳在病情的发展过程中,因气血同源,阴阳互根,气血阴阳之间常相互影响,形成阴阳两虚,气血两虚;同时脏腑之间因存在生克制化的关系,某个脏腑的亏虚很容易累及其他脏腑的不足,一损俱损,五脏交亏,但肾为先天之本,脾为后天之本,脾肾的虚损是本病病机演变的主要环节。

诊余心鉴——江淮名医方朝晖临证经验集

二、病案举例

案 1.

头晕耳鸣虚劳扰，滋补肾阴显疗效。

辨证气血阴阳调，缓进慢补持续疗。

杨某,男,65 岁,2018 年 7 月 10 日初诊。

【主诉】 头昏耳鸣 3 年。

【病史】 既往有高血压病史 10 余年,最高血压为 170/115 mmHg。查体:血压 150/95 mmHg,形体消瘦,心率 90 次/分。

刻下:头昏耳鸣,腰酸腿软,烦躁失眠,口干舌燥,健忘,大便秘结,3～5 日一行。舌质红,少苔,脉细数。

【诊断】 西医诊断:原发性高血压 2 级;中医诊断:虚劳(肾阴虚证)。

【治法】 滋补肾阴。

【处方】 灵芝 15 g,制首乌 30 g,桑椹 15 g,熟地黄 15 g,枸杞子 15 g,三七 5 g,龟胶 10 g(烊化),黄精 15 g,女贞子 15 g,墨旱莲 15 g,当归 15 g,火麻仁 15 g,生龙骨 30 g(先煎),生牡蛎 30 g(先煎),砂仁 8 g(后下),甘草 10 g。3 剂,水煎服。

【复诊】 2018 年 7 月 15 日二诊。患者诉失眠明显好转,头昏耳鸣稍有减轻,自药后大便已 2 日一行。查体:血压 140/80 mmHg,心率 81 次/分,舌质红,少苔,脉细。舌脉同前,药证相符,初显疗效,原方续进 7 剂,以观动静。

2018 年 7 月 23 日三诊。患者诉二诊后,随服药次数的增加,头昏症状逐渐减轻,耳鸣已减十之七八,腰膝酸软及口干也明显好转,大便每日一行,舌质红,苔薄白,脉细。患者诸症渐平,有向愈之势,改服院内制剂补中益气丸,每日 2 次,每次 10 g,善后巩固。

【按语】 先天禀赋不足者,以心肾不足为多;饮食不当者,脾胃受累,脾胃虚损难免;情志所伤者,肝脾虚损;久病不愈、大病之后,气血不足;房劳过度,耗伤肾精;早衰、老衰者肾气不足。"虚者补之"是治疗虚劳的基本原则,因病证之不同,补益必须以气血阴阳为纲,五脏虚候为目,在辨证论治的前提下,针对主要环节,予以补益,才能扭转虚损之病势。本案为肾阴虚之虚劳。因患者阴虚症状较重,加入二至丸以加强滋补肾阴的力量;阴虚肠燥,加当归、火麻仁养血润肠通便;烦躁,失眠,加生龙骨、生牡蛎以镇静安神;方中加入归肾、脾、胃经之砂仁,该药既能芳香醒脾助消化又能温脾化湿防滋阴药败胃伤脾,该方配伍得当,药效卓著。虚劳的治疗非一朝一夕之功,须缓进慢补,勿操之过急,在诸症缓解后用药力持久的丸剂治疗。

案 2.

> 脾虚肝郁致虚劳,倦怠乏力易疲劳。
>
> 补益气血健脾调,气机调畅立显效。

患者,女,29 岁,2017 年 8 月 15 日初诊。

【主诉】 倦怠,乏力 3 月余。

【病史】 患者因长期过度劳累,生活不规律,饮食不节,3 个月前出现倦怠、乏力、易疲劳,纳差,面色萎黄,体重下降约 5 kg,时精神压力大,急躁易怒,月经前乳房胀痛,月经量少,曾服用黄芪颗粒、生脉饮,不效,近日上述症状加重,遂来安徽省中医院就诊。

刻下:神清,精神不振,面色萎黄,身体消瘦,倦怠乏力,四肢困倦,二便可,舌质偏红,苔薄白,脉细弦。

【诊断】 西医诊断:慢性疲劳综合征;中医诊断:虚劳(气血不足、脾虚肝郁证)。

【治法】 补益气血,健脾疏肝。

【处方】 太子参 12 g,当归 10 g,陈皮 10 g,竹茹 12 g,茯苓 15 g,炒麦芽 20 g,炒山楂 15 g,焦神曲 10 g,炒鸡内金 20 g,炒莱菔子 15 g,青皮 10 g,郁金 10 g,连翘 10 g,炒枳实 10 g,厚朴 12 g,甘草 6 g。10 剂,每日 1 剂,分早晚 2 次温服。

【复诊】 2017 年 8 月 26 日二诊。患者自诉服药后倦怠、乏力症状较前好转,纳差消失,近日稍有入睡困难,舌淡红,苔薄白,脉沉细。药用原方加酸枣仁 15 g,茯神 12 g。10 剂,每日 1 剂,分早晚 2 次温服。

2017 年 10 月 27 日三诊。上述症状均明显改善,舌淡红,苔薄白,脉细。药用:原方 30 剂,共为细末,炼蜜为丸,早晚各 10 g,口服,长期服用以巩固治疗,为其善后。

【按语】 随着现代社会工作、生活节奏的加快,社会竞争越来越激烈,现代人所面临的压力也越来越大,来自工作、家庭、社会、环境的压力在人们心中逐渐形成了或大或小的心结,这些心结在中医学称为"郁"。故在虚劳病的诊治中,常见肝郁脾虚证、肾虚肝旺证、肝肾阴虚证、肝阳上亢证等。故在组方配伍中,多佐以疏肝、调肝之药,如柴胡、当归、香附、郁金、枳壳、菊花等,以疏肝解郁,调理全身气机。情志内伤,忧郁思虑,积思不解,所欲未遂等劳伤心神,使心失所养,脾失健运,心脾所伤,气血亏虚成劳。《潜斋医话》曰:"劳病之因非一,总缘情志不舒,所谓七情不损,五劳不成者,真至言也。"《理虚元鉴》曰:"益七情不损,则五劳不成……此皆能乱认情志,伤人气血。"盖人之安和,在于气化正常,虚劳之病,多由情志所伤、气机不畅引起,肝脏对全身气机调节起着重要作用,故调肝对虚劳的治疗尤为重要。现代人饮食不节,食有偏嗜,暴饮暴食,喜食生、冷、辛辣刺激性食物,饮酒过度,损伤脾胃,生化无源,日久成虚。正如明代薛己所言:"人之胃气受伤,则虚证峰起。"清代薛雪《扫叶庄医案》云"久病务以饮食为先""治久病内伤,必究寝食"。脾胃为水谷之海,后天之本,气血生化之源。脾胃在五行属土,位居中焦,主转枢,上达上焦,下达下焦,和自然界的土地能生万物一样,通过受纳腐熟运化水谷、化生气血滋养人体的四肢百骸。虚劳,主要的病理性质不外乎气血阴阳的亏虚,虚则补之,故在虚劳的治疗中当以化生机体已亏虚的气血阴阳为根基。本案患者为青年女性,平素生活不规律,过度劳累,暗耗气血,常饮食不节损伤脾胃,气血生化无缘,日久而致虚劳,又因精神压力大,情志不畅而致肝气不疏,经前乳胀,月经不调即为佐证,结合舌质偏红,苔薄白,脉细弦,诊断为虚劳,气血不足、脾虚肝郁证,笔者在补益气血的同时重视调脾胃、疏肝气,方中以保和丸加减使气血生化有源,重视调肝,加青皮、郁金使肝气得疏,全身气机条畅,以利生化气血,故而疗效甚佳。

第五节 痛 风

一、概述

痛风是一种单钠尿酸盐沉积所致的晶体相关性关节病,属于代谢性风湿病范畴。典型表现为受累关节剧痛,并伴有红肿、发热,首发受累关节常为第一跖趾关节,其他关节也可累及。本病属于代谢性风湿病范畴,严重者可导致肾功能不全及关节畸形致残等,常伴发高脂血症、高血压、糖尿病、动脉硬化及冠心病等。痛风属中医学"痹证"范畴,病位在四肢关节,与肝、脾、肾密切相关,历代医家有"历节""白虎历节""脚气病"之称。目前西医对本病治疗的副作用多,不适宜长期使用。相比之下中医药治疗痛风更具优势。笔者根据多年临床经验,认为湿、热、痰、浊内生是痛风发病的重要条件,将其分为湿热蕴结证、瘀热阻滞证、痰浊阻滞证、肝肾阴虚证四型,其中湿热蕴结证临床最为常见,在治疗上取四妙散作为主方,临证加减,取得了很好的疗效。湿热蕴结证主要表现为双下肢病变,局部关节出现红肿灼痛,疼痛拒按,发病较急,常累及一个或多个关节,以第一跖趾关节为甚,伴发热、恶风、口渴,或出现头痛、汗出,大便干,小便短黄,舌质红,苔薄黄或黄腻,脉弦或滑数。不仅如此,笔者在治疗痛风的其他证型时,也多选用四妙散作为主方,将清热祛湿贯穿整个治疗过程,疗效显著。

现代药理研究显示黄柏具有抗炎、抗氧化、保护肾脏、细胞免疫调节等与治疗痛风相关的药理作用,研究发现黄柏不论生品还是盐制品均具有降低高尿酸血症小鼠的血清尿酸水平,抑制小鼠肝脏黄嘌呤氧化酶活性的作用,但生品作用略强于盐制品,故在治疗痛风时选用生品效果更适宜。苍术含有糖苷类、氨基酸类、有机酸类、黄酮类等有效成分,研究发现苍术具有抗炎、抗肿瘤、抗辐射、抗氧化、降血糖、保肝、免疫调节等作用。牛膝中含有多糖、皂苷等多种有效成分,牛膝多糖具有调节免疫、抗肿瘤等药理作用;牛膝总皂苷具有显著的抗炎镇痛作用,能抑制细胞因子 IL-1β 的表达。研究发现牛膝总皂苷对尿酸钠致血管内皮细胞的损伤具有显著的保护作用,可使血管内皮细胞活力显著提高,接近正常细胞,在急性痛风尿酸钠致血管内皮细胞炎性损伤中起到较好的防治作用。薏苡仁中含有醛酮类、醇类、酯类、不饱和脂肪酸类等多种活性成分。现代药理证明薏苡仁具有抗肿瘤、降血糖、提高机体免疫力、抗炎镇痛、调节血脂代谢、抑制骨质疏松等作用。薏苡仁的有效成分为薏苡素,其所具有的镇痛抗炎作用,能够对癌性疼痛及炎症反应起到一定的缓解作用,对于痛风导致的红、肿、热、痛也适用。

二、病案举例

案 1.

> 关节肿胀热与痛，湿热痰浊首当冲。
>
> 祛邪通络为总则，加减四妙在其中。

李某，男，52 岁，2019 年 4 月 7 日初诊。

【**主诉**】 左踝反复肿胀热痛 5 年，加重 1 周。

【**病史**】 患者平素喜饮酒，5 年前因饮酒进食海鲜后突发左踝内侧红肿疼痛，时断时续，痛时难忍，行走不利，自行服用止痛药后好转。后多次出现左踝肿痛，关节处出现硬币大小硬节，当地医院诊断为痛风。予秋水仙碱、苯溴马隆等药物治疗后疼痛有所好转，但几日后再次复发，遂求治于中医。辅助检查：血尿酸 496 μmol/L。尿常规：pH 5.0。

刻下：左踝内侧肿大，疼痛，触之局部有灼热感，行走不利。无恶寒发热，无皮疹，精神一般，纳食可，夜寐差，大便干结，小便黄，舌红，苔黄腻，脉滑数。

【**诊断**】 西医诊断：痛风；中医诊断：痹证（湿热蕴结证）。

【**治法**】 清热通络，祛风除湿。

【**处方**】 茯苓 15 g，茯神 15 g，车前草 15 g，百合 10 g，苍术 10 g，泽泻 12 g，黄柏 12 g，墨旱莲 12 g，蒲公英 15 g，薏苡仁 15 g，牛膝 10 g，土茯苓 10 g，威灵仙 15 g，炙甘草 8 g。7 剂，水煎服，每日 1 剂，分早晚服。西药予非布司他 40 mg，每日 1 次，口服。

【**复诊**】 2019 年 4 月 13 日二诊。患者诉左踝疼痛减轻，活动时仍有疼痛感，灼热感稍减轻。夜间睡眠改善，二便调，舌红，苔薄黄，脉滑数。血尿酸 464 μmol/L。原方加山慈菇 12 g，牡丹皮 10 g，7 剂。

2019 年 4 月 20 日三诊。患者诉左踝疼痛明显好转，活动自如，灼热感基本消失，复查血尿酸 396 μmol/L，继续服用 7 剂后，血常规、血尿酸均降至正常水平。嘱患者低嘌呤饮食，多饮水，定期复查血尿酸，随访 3 个月，未复发。

【**按语**】 患者为男性，52 岁，《脾胃论》曰："夫酒者，大热有毒，气味俱阳，乃无形之物也。"患者平素喜饮酒，酒大热有毒，易迫血妄行。进食生冷海鲜导致脾胃失于运化，脾胃功能受损，水湿不化，湿浊内生，血热湿浊互结，流注于筋骨关节,导致脉道受阻,不通则痛,故见左踝关节肿痛,病久筋骨失养,则可见关节处出现硬币大小硬结。湿热为患,则触之有灼热感,大便干结,小便黄,舌红,苔黄腻,脉滑数。初诊以四妙散为主方加减,四妙散为清热燥湿的代表方剂,出自清代医家张秉承所著的《成方便读》一书,由苍术、黄柏、牛膝、薏苡仁四味药组成。原方主治湿热下注之痿证,苍术具有燥湿健脾、祛风散寒之功效,取其苦温燥湿之功除湿邪之来源;黄柏具有清热燥湿、泻火解毒之功效,可直入下焦除肝肾之湿热;薏苡仁具有健脾渗湿、排脓除痹之功效,取其入阳明经祛湿热而利筋络;牛膝具有活血通经、补肝肾、强筋骨、利尿通淋的功效,可兼领诸药之力直入下焦,有利于关节功能恢复。四药合用,湿热去,痹证除。加用蒲公英、墨旱莲、土茯苓清热解毒,祛风除湿,通络止痛;茯苓、车前草、泽泻利水消肿,健脾渗湿;茯神、百合宁心安神;炙甘草缓急止痛,调和诸药。二诊患者症状减轻,但仍有疼痛灼热,血尿酸高于正常水平,加用山慈菇、牡丹皮清热凉血,化瘀散结。三诊症状均有明显好转,原方继服,加以饮食配合。

案 2.

> 内伤七情外六气,污浊凝涩血不畅。
> 不通则痛久失养,祛邪通络四妙良。

曾某,男,58 岁,2019 年 10 月 30 日初诊。

【主诉】 反复右足第一跖趾关节疼痛 7 年,再发加重 5 日。

【病史】 患者既往多次无明显诱因出现右足第一跖趾关节红肿热痛,血尿酸升高(具体不详),诊断为痛风性关节炎,予以抗炎止痛治疗后症状好转。患者平素饮食控制,未服药控制血尿酸水平,5 日前患者出现右足第一跖趾关节疼痛,肿胀,皮温高。服用非布司他、碳酸氢钠,外用双氯芬酸二乙胺乳胶剂,症状未见明显改善,遂求治于中医。

刻下:神清,精神可,形体偏胖,右足第一跖趾关节疼痛,肿胀,皮温高,按之有压痛。无腹痛,腹泻,无恶寒发热,无皮疹,纳呆,眠尚可,大便正常,小便黄,舌红,苔黄腻,脉滑数。辅助检查:2019 年 10 月 27 日血尿酸 624 μmol/L。

【诊断】 西医诊断:痛风;中医诊断:痹证(湿热蕴结证)。

【治法】 清热通络,祛风除湿。

【处方】 焦白术 20 g,黄柏 12 g,延胡索 15 g,苍术 10 g,墨旱莲 12 g,车

前子 15 g,野百合 12 g,泽泻 15 g,佩兰 15 g,木瓜 20 g,醋郁金 12 g,薏苡仁 15 g,山茱萸 12 g,全当归 12 g,炙甘草 8 g。21 剂,水煎服,每日 1 剂,分早晚服。西药予非布司他 40 mg,每日 1 次,口服。

【复诊】 2019 年 11 月 26 日二诊。患者诉右足第一跖趾关节疼痛,肿胀较前好转,压痛不明显,大小便正常。舌红,苔薄黄,脉滑数。2019 年 11 月 21 日血尿酸 576 μmol/L。原方调整:焦白术 20 g,延胡索 15 g,墨旱莲 12 g,车前子 15 g,野百合 12 g,细生地 20 g,泽泻 15 g,佩兰 15 g,木瓜 20 g,玉米须 20 g,醋郁金 12 g,山茱萸 12 g,全当归 12 g,炙甘草 8 g。21 剂,水煎服,每日 1 剂,分早晚服。

2019 年 12 月 18 日三诊。患者诉右足第一跖趾关节疼痛,肿胀,完全消失,大小便正常,饮食睡眠正常。舌淡红,苔薄黄,脉滑数。血尿酸 440 μmol/L。原方加山慈菇 12 g,21 剂,水煎服,每日 1 剂,分早晚服。嘱患者低嘌呤饮食,多饮水,定期复查血尿酸,随访 1 个月未复发。

【按语】 患者有关节疼痛病史 7 年余,体形偏胖,肥人多痰湿,痰湿郁久容易化热,湿热之邪流注于筋骨关节,导致关节疼痛,皮温高,湿热困阻,脾胃功能失司,故见纳呆,湿热之邪偏盛,故小便黄,舌红,苔黄腻,脉滑数。初诊以四妙散为主方加减,苍术燥湿健脾、祛风散寒;黄柏清热燥湿、泻火解毒;薏苡仁健脾渗湿、排脓除痹。加以墨旱莲、车前子、野百合、泽泻清热利湿解毒,凉血祛瘀,醋郁金、山茱萸、全当归、延胡索活血散瘀,理气止痛;患者饮食不佳,酌情加入佩兰、木瓜、焦白术健脾和胃化湿;炙甘草缓急止痛,调和诸药。二诊上述症状均有明显缓解,原方调整后继服。三诊尿酸水平稍高于正常,原方加以山慈菇清热解毒,化浊散结。继服 3 周,随访 1 个月未复发。

痛风无论原发性还是继发性,除少数患者可痊愈外,多数难以根治。目前西医对本病的治疗,主要选取抑制粒细胞浸润药、非类固醇抗炎药、糖皮质激素类来缓解关节炎症与疼痛,但此类药物副作用多,不适宜长期使用。相比之下中医药治疗痛风更具优势,疗效好,副作用较少,越来越受到人们的青睐。

第六节　阳　痿

一、概述

阳痿是临床上最常见的男性性功能障碍,是指性交时阴茎不能勃起,或虽勃起但勃起不坚,或勃起不能维持,以致不能完成性交全过程的一种病证。中医认为阳痿以阴茎痿软,或举而不坚,不能插入阴道进行性交为主要表现的痿病类疾病[1]。笔者认为,导致阳痿的原因有很多,主要可以从以下方面论述。

（1）肝气郁结,情志不遂,郁怒伤肝;或所思不遂,所愿不得;或肺气太过,克伤肝木等,使肝气郁结,肝失疏泄,木失条达,宗筋疲而不用,而致阳痿。即正如《灵枢·经脉》云:"肝足厥阴之脉,起于大指丛毛之际,上循足跗上廉……上腘内廉,循股阴,入毛中,过阴器,抵小腹,挟胃,属肝,络胆……"

（2）肝胆湿热,过食肥甘厚味,酿湿生热;或湿热之邪外侵,阻滞中焦;或肝旺克脾,肝郁化火,脾虚生湿,湿热交蒸;或寒湿内郁,郁久化热,湿热中阻,郁蒸肝胆,伤及宗筋,致使宗筋弛纵不收,而导致阳痿。正如《灵枢·经筋》所云:"热则筋弛纵不收,阴痿不用。"

（3）命门火衰,先天不足,发育不良;或后天脾阳虚衰,累及肾阳;或房事不节,恣情纵欲,肾精亏虚,精不化阳;或外寒直中,伤及肾阳,则命门火衰,精气虚冷,阳事不振,而渐成阳痿。正如《济生方·虚损》所云:"五劳七伤真阳衰惫……阳事不举。"

（4）惊恐伤肾,突遭惊吓,或乍视恶物,或房事之时,突发意外,卒受惊恐,恐则气下,肾气受伤,遂成阳痿。正如张景岳所言:"阳旺之时,忽有惊恐,则阳道立痿,亦其验也。"

（5）脾肾阳虚,先天不足;或脾肾久病,耗气伤阳;或久泻久痢;或水邪久踞,以致肾阳虚衰不能温养脾阳;或脾阳久虚不能充养肾阳,终则脾肾阳气俱伤,阳事不兴,而渐成阳痿。

（6）心脾两虚,病久失调,或劳倦过度,或思虑忧伤,或慢性出血,气随血脱,导致后天乏源,宗筋失养而致阳痿,正如《景岳全书·阳痿》所云:"凡思虑焦劳忧郁太过者,多致阳痿。盖阳明总宗筋之会……若以忧思太过,抑损心脾,则病及阳明冲脉……气血亏而阳道斯不振矣。"

（7）肝肾阴虚,久病失调,房事不节,使肾阴不足,而肾阴虚,不能上滋肝木,使肝阴亦虚;或情志内伤,导致肝阴虚,累及肾阴,终致肝肾阴虚,不能濡养,宗筋痿软,阳事不振,而成阳痿。

（8）心肾不交,正常状态下,水火互济,心肾相交,但因久病伤阴,或房劳不节,或思虑太过,情志郁而化火,致使肾水不足,心火失济,则心阳偏亢;或心火独炽,下汲肾水,耗伤肾阴,均可形成心肾不交,宗筋失养,阳事不用,而成阳痿。

（9）气血不足,久病不愈,或营养不良,或劳倦过度,使气虚不能生血,或血虚无以化气,以致气血两虚,不能濡养,宗筋弛缓,阳事不振,而致阳痿。

（10）寒滞肝脉,或同房后受凉,寒邪入侵足厥阴之经脉,肝气不畅,络脉痹阻,宗筋收引,阳事不举而成阳痿。

（11）气滞血瘀,情志不舒,肝气郁结;或阳气虚弱,温运无力,致气机郁滞,疏泄不利,血的运行受阻而致血瘀。另寒入于脉,血为之凝涩不行;热入营血,血热互结,血为之瘀结;气虚无力运血,血行不畅;外伤损伤血络,血瘀内停等,均可导致血瘀。反过来,血瘀又阻滞气机的运行,又可产生气滞,气滞血瘀,肝经阻滞,宗筋失于充养,而致阳事不举,渐成阳痿。

（12）痰湿下注,气候潮湿,或涉水淋雨,或居处潮湿,湿邪从外侵入人体。另外,又因外感六淫,或饮食不节及七情内伤等,使肺、脾、肾及三焦等脏腑气化功能失常,水液代谢障碍,湿从内生,聚湿而生痰,痰湿下注,阻滞肝经,气血运行不畅,宗筋失养,同时湿性黏滞,阳气郁遏不伸,而致阳痿。

（13）痰热内扰思虑郁怒,七情过极,气郁化火,炼液为痰,痰热内盛;或外感热邪,热灼津液,煎熬为痰,热痰内结;或各种病因使湿邪内生,聚湿为痰,痰湿郁久化热,痰热内壅。痰热内扰,熏蒸宗筋,宗筋弛缓不收,而致阳痿。

（14）寒湿内困,素体脾胃阳虚,或病后脾阳受伤,湿从寒化,寒湿内困,宗筋收引黏滞而不利,阳道不振,渐成阳痿[2]。阳痿不仅影响性生活,还可导致不育。其原因或由肾之阴阳不足,或由脾胃不足,或由气血瘀滞,或由湿热阻遏,或由药物疾病影响等,使宗筋失却温养或受灼伤而痿软不用。年龄较小,或体质强壮者,其病多与心肝相关,是心神与情志之变;年龄较大,或体质衰弱者,又多与脾肾相联系,是虚损之疾。然其理归结到一点,阳痿乃阳道不兴,功能失用之故。

西医认为,引起阳痿的原因有器质性和功能性两大类,某些药物也可导致阳痿。器质性原因包括性器官解剖上的缺陷如生殖器官畸形、睾丸缺损、性腺功能不全、睾丸萎缩等,以及身体其他部位的某些疾病如内分泌紊乱、神经系统疾病、某些有毒物质中毒等。功能性的原因是引起阳痿的常见因素,精神因素又最多见。功能性的原因如恐惧、紧张、忧郁、体力和脑力过度疲劳、长期手淫、过度纵欲等引起阳痿的机制是大脑皮质功能障碍,抑制勃起中枢。大量服用镇静剂、抗雄激素药及抗胆碱药物,可抑制性欲或性反应,抵抗雄激素保持的性中枢反应力,降低副交感神经作用,从而影响勃起,发生阳痿。

现代还认为,阳痿是由动脉,特别是腹股沟区动脉的供血传导受到动脉粥样硬化斑的阻滞,血流缓慢而供血不足引起。所以凡是高血压等血液含有过多脂肪的疾病都可能引起阳痿。除男性未发育成熟或到性欲衰退时期,虽有性要求,但阳事不用,阴茎不能勃起,或临房虽举而不坚,或不能保持足够的勃起时间,阴茎不能进入阴道而不能同房者,即可诊断为阳痿,可伴有早泄、失精、头晕、心悸、精神不振、夜寐不安等症状。患者多思虑无穷、多疑善感,精神压力大。

二、病案举例

案 1.

> 阳痿神倦伤心脾,夜寐不安阳不举,
> 胃纳不佳面少华,服用归脾能安宁。

患者,男,42 岁,2019 年 5 月 1 日初诊。

【主诉】 房事不举,举而不硬 1 月余。

【病史】 患者诉春节后公司事务繁杂,睡眠较差,于 1 个月前出现房事举而不坚,自服壮阳中药(酒服),服药后夜里身热更不能寐,而房事无好转,近日更无性欲,不举,遂来就医。患者近日饮食、睡眠不佳,便溏,小便清长。时感心慌,莫名空洞。体格检查:腹胀满,未见肠型及蠕动波,全腹软,未触及包块,脐周无压痛,无反跳痛。阴茎大小正常,无瘢痕外伤。睾丸大小正常。心肺查体未见明显异常。舌淡,苔白,脉较弱。辅助检查:夜间阴茎肿大试验:其阴茎的勃起是每晚 1～2 次,较正常人 4～6 次偏少,持续时间正常,为 25～40 min。超声检查:该患者阴茎的血液供应及静脉关闭正常。神经感觉定量试验提示患者阴茎敏感性弱。

刻下:房事举而不坚,无性欲,时感心慌,饮食、睡眠不佳,便溏,小便清长,舌淡,苔白,脉较弱。

【诊断】 西医诊断:阳痿;中医诊断:阳痿(心脾两虚证)。

【治法】 养血安神,补益心脾。

【处方】 归脾汤加减。白术15 g,当归15 g,茯神20 g,炒黄芪15 g,龙眼肉15 g,远志15 g,炒酸枣仁15 g,木香9 g,炙甘草9 g,人参6 g。15剂,每日1剂,水煎服,早晚分服。嘱清淡饮食,服药期间禁辛辣,调畅情志,减少工作量。

【复诊】 2019年5月18日二诊。患者诉房事能举,但仍有举而不坚,饮食、睡眠较前明显好转,原方加熟地黄20 g,肉苁蓉15 g,继服用21剂。

2019年6月12日三诊。自诉感觉正常,房事正常,已自主停药,复测阴茎神经感觉定量试验,显示功能正常。超声检查示阴茎血流供应正常。

【按语】 患者为中年男性,有明显的心慌症状,自诉莫名空洞感,便溏,脉弱,结合其近日工作生活史,可推断为心脾两虚证,即为虚证,以补为主,而主证为内虚,证偏阴,若直接以壮阳药补之,反适得其反,使内虚症状更甚。对于此种证型,宜用归脾汤加减治疗。方用炒黄芪、白术、茯神、炙甘草健脾益气,炒酸枣仁、远志、龙眼肉养心安神,当归补血,诸药合用,共奏益气补血、养心健脾安神之功。后患者阳痿症状好转,此时方可加以少量壮阳药物加以巩固。

案2.

> 阳痿湿热下注证,小便黄赤苔黄腻,
> 阴囊湿痒下肢乏,方用龙胆泻肝汤。

患者,男,29岁,2019年7月13日初诊。

【主诉】 房事不举2月余。

【病史】 患者素体健身强,药不沾唇,嗜酒,房事频。忽阳痿不举,或举而不坚,已2月余。某医予三肾丸服1个月,药未毕。痿软反益甚。询知身重嗜睡,头闷耳鸣,易怒,阴囊潮湿多汗,小便黄赤,舌淡红,苔黄腻。切其脉,弦滑略数。查体:阴茎大小正常,无瘢痕外伤。睾丸大小正常。辅助检查:超声检查示阴茎的血液供应及静脉关闭正常。神经感觉定量试验提示患者阴茎敏感性弱。

刻下：房事举而不坚，身重嗜睡，头闷耳鸣，易怒，阴囊潮湿多汗，小便黄赤，舌淡红，苔黄腻。

【诊断】 西医诊断：阳痿；中医诊断：阳痿（湿热下注证）。

【治法】 清肝泻火，清热利湿。

【处方】 龙胆草 6 g,黄芩 9 g,栀子 9 g,泽泻 12 g,木通 9 g,车前子 9 g,当归 8 g,生地黄 20 g,柴胡 10 g,生甘草 6 g。15 剂,每日 1 剂,水煎服,早晚分服。嘱清淡饮食,服药期间禁辛辣,调畅情志。

【复诊】 2019 年 7 月 28 日二诊。患者诉阴囊湿热多汗症状好转,近 1 周无阳痿症状。因近期天气炎热,恐有复发,嘱继服 7 剂,每日 1 剂,晨服。

【按语】 患者正于青春年少、血气方刚之时,脉症相参,绝非肾阳虚衰之痿。弦脉应肝,滑为湿盛,数为火旺。身重尿黄,阴囊多汗,皆为湿热下注之象。盖素喜肥甘,以酒为浆,久而久之,湿热蕴结,下注肝肾,下焦失于宣泄,伤筋而痿。病症结合,宜用龙胆泻肝汤主之。本方之证,是由肝胆实火、肝经湿热循经上扰下注所致。上扰则头巅耳目作痛,或听力失聪,与患者头闷耳鸣、易怒症状相符;旁及两胁则为痛且口苦;下注则循足厥阴肝经所络阴器而为肿痛、阴痒。湿热下注膀胱则为淋痛、阳痿等。故方用龙胆草大苦大寒,上泻肝胆实火,下清下焦湿热,为本方泻火除湿两擅其功的君药。黄芩、栀子具有苦寒泻火之功,为臣药。泽泻、木通、车前子清热利湿,使湿热从水道排除。肝主藏血,肝经有热,本易耗伤阴血,加用苦寒燥湿,再耗其阴,故用生地黄、当归滋阴养血,以使标本兼顾。笔者指出以上两案皆为阳痿,然病因却大相径庭。可见阳痿并非常人普遍认为的阳虚所致,其实中医对阳痿的分型众多,不同病因所致的阳痿治疗差别巨大,临床工作中,要从证治疗,不可想当然,治疗方向的错误会使患者症状更重。

参考文献

[1] 徐福松,章茂森,赵伟.中医药防治勃起功能障碍研究进展述评[J].江苏中医药,2019,51(5):1-5.

[2] 贺宏波,成海生,张韬,等.阳痿中医诊治述评[J].中国性科学,2016,25(11):85-87.

诊余心鉴——江淮名医方朝晖临证经验集